U0363305

主编 ◉

蒲杰

黄薇

朱慧莉

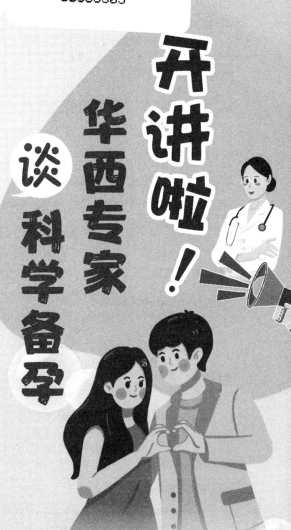

开讲啦！

华西专家

谈

科学备孕

 四川科学技术出版社

图书在版编目（CIP）数据

开讲啦！华西专家谈科学备孕 / 蒲杰，黄薇，朱慧莉主编 .—成都：四川科学技术出版社，2024.9.

ISBN 978-7-5727-1529-7

Ⅰ . R169.1

中国国家版本馆 CIP 数据核字第 2024WC1876 号

开讲啦！华西专家谈科学备孕
KAIJIANGLA! HUAXI ZHUANJIA TAN KEXUE BEIYUN

主　编　蒲杰　黄薇　朱慧莉

出 品 人　程佳月
责任编辑　夏菲菲
责任出版　欧晓春
出版发行　四川科学技术出版社
　　　　　成都市锦江区三色路 238 号　　邮政编码 610023
　　　　　官方微博 http://weibo.com/sckjcbs
　　　　　官方微信公众号 sckjcbs
　　　　　传真 028-86361756
成品尺寸　130 mm × 185 mm
印　　张　8
字　　数　160 千
印　　刷　成都蜀通印务有限责任公司
版　　次　2024 年 9 月第 1 版
印　　次　2024 年 10 月第 1 次印刷
定　　价　42.00 元

ISBN 978-7-5727-1529-7

邮　　购：成都市锦江区三色路 238 号新华之星 A 座 25 层　邮政编码：610023
电　　话：028-86361770

本书编委会

主　编　蒲　杰　黄　薇　朱慧莉

副主编　胡　婷　孙玲玲　李定明

编　委（排名不分先后）

白恒舟　何礼霞　何　苗　胡　婷

黄　薇　李定明　李毓萍　刘　畅

刘　冬　刘希婧　蒲　杰　孙玲玲

王　柯　王秋毅　吴晓娜　肖冠坤

肖　丽　肖　萧　朱慧莉

秘　书　熊　萍　乔牧天　牛雅萱

序

　　人口问题是关系中华民族发展的基础性、全局性、战略性问题，国家高度重视并优化人口发展战略，完善生育支持政策体系，促进人口长期均衡发展。妇女儿童健康是全民健康的重要基石，关系到家庭幸福与社会和谐，关系到社会可持续发展和民族未来。全力守护妇女儿童生命与健康，不断增进妇女儿童的健康福祉，这是全社会的共同责任。

　　党中央系列决策部署对我们的工作提出了新要求，国家"十四五"规划和《"健康中国2030"规划纲要》以及《2035年远景目标》明确提出，要提高优生优育服务水平、提高人口素质，保障孕产妇、儿童健康，综合防治出生缺陷。怎样让育龄夫妇"想生能生、要生生好、优生优育"，是《"健康中国2030"规划纲要》非常重要的一环。

　　为深入贯彻落实习近平总书记"要把科学普及放在与科技创新同等重要的位置"重要讲话精神，四川大学华西第二医院的孕前保健特色专科专家团队齐心协力，探索科普之路，针对妇女儿童健康需求，精心策划，历时两年多，编写了《开讲啦！华西专家谈科学备孕》。本书以提高出生人口素质，减少出生缺陷和先天残疾发生为宗旨，为准备怀孕的夫妇提供健康教育与咨询、健康状况评估、健康指导等规范化、系统化的生育健康服务，是婚前保健的延续，是孕产期保健的前移。引导人民群众更好地重视健康、维护健康、享受健康，让每一个人真正能够成为自己健康的第一责任人。本书集科学性、独创性、通俗性、艺术性为一体，是一次生动而有意义的积极尝试。

为确保本书的质量，我们在编写过程中力求体现以下特点：一是针对性，以一级预防为抓手，重点针对广大群众所需要的孕前备孕知识和误区，更好地满足群众健康孕育的需求。二是科学性，根据世界卫生组织和国家的相关指南、技术规范编写。三是可接受性，运用群众易于接受的宣传方式，采用"一问一答"的形式，具有很强的实用性和指导性。

本书可供婚前、孕前、孕期等人群阅读，也可为出生缺陷综合防治服务相关人员提供参考。参与本书编写的均是四川大学华西第二医院长期从事围产期医疗保健和科研、教学工作的专家，在此，对他们的辛勤付出表示衷心的感谢。由于时间仓促，本书难免存在不足之处，敬请读者批评指正，以便进一步修订完善。我们将始终坚守"爱佑新生　心系妇幼"的初心和使命，从生命起点来推进健康中国建设，让更多家庭实现"怀得上""孕得优"。

最后，对本书的成功出版表示由衷的祝贺！

四川大学华西医学中心

张　林

2024 年 6 月

前　言

　　新生命的孕育是一个家庭美好的期待，是一对夫妇爱情的结晶，承载了几代人的宠爱和祝福。从打算生孩子的那一刻起，家庭就在为这个新生命的健康和未来付出各种心血。在迎接孩子到来的过程中，备孕夫妇常常会遇到各种各样的困惑。

　　你可能不清楚怀孕要把握哪些时机、注意哪些问题：

　　——什么年龄怀孕最好？

　　——要准备怀孕了，可以养小猫小狗吗？

　　——顺产后间隔多久怀孕比较合适？

　　——有流产史、胎停史再次怀孕要注意什么？

　　——要准备怀孕了，可以打疫苗吗？

　　……

　　你可能不清楚孕前要做哪些检查：

　　——每年体检都没问题，还需要做孕前检查吗？

　　——备孕时男性也需要做育前检查吗？

　　——孕前为什么要检查甲状腺功能？

　　……

你可能不清楚偏信一些"传言"是不是会被骗：

——一滴血验卵巢功能，是不是唬人呢？

——备孕期间或孕早期感冒发烧了，宝宝就不能要了吗？

——要准备怀孕了，小狗、小猫必须送走吗？

……

你可能不清楚各种各样的疾病对怀孕有什么影响：

——患有糖尿病、高血压会影响怀孕吗？

——夫妇双方都是正常人，宝宝不会发生遗传病吧？

——感染了 HIV、梅毒、乙肝，还能生出健康宝宝吗？

……

你可能不清楚备孕时怎么注意夫妇双方的饮食：

——备孕期怎样吃宝宝长得好？

——备孕期要补充哪些营养素？

——备孕需要减脂或增重吗？

……

面对这些困惑，网络上五花八门的碎片化信息不知哪句是真哪句是假？家人朋友传授的备孕"秘籍"该不该听？哪里能够找到系统而又专业的科学备孕知识？《开讲啦！华西专家谈科学备孕》这本书为您解疑答惑。

全书共有四个篇章，汇集华西专家资源，集结围产医学、生殖医学、生殖男科、医学遗传/优生咨询及营养领域等多学科力量，结合华西医生临床经验，历经两年的精心耕耘，以满足备孕夫妇需求为导向，聚焦男女双方备孕计划、孕前/育前评估、孕前遗传优生咨询与指导、备孕营养与体重管理、母婴传播疾病的预防等相关内容，通过300多个"一问一答"，分层、分类地解答了备孕常见的疑问和可能遇到的"坑"，语言通俗易懂，知识点唾手可得，是备孕家庭的"必修课"，也是孕前保健相关工作者的好教材。希望通过这本书可以让备孕家庭科学地进行怀孕准备，提升"内功"，正如有了肥沃的土壤和健康的种子，还要加上适宜的温度、湿度和阳光，才能长出健康的幼苗一样。祝每一对备孕的夫妇，以愉悦的心态、健康的状态，迎接新生命的到来。

怀得上、孕得优是我们共同的愿望！

本书的编写还得到了一些专家学者、同行的支持与帮助，也借鉴吸收了一些国内外的研究成果，在此表示诚挚的谢意。书中如有疏漏和不足之处，希望广大读者、专家学者及同行不吝赐教、批评指正。

四川大学华西第二医院主任医师　蒲　杰
2024 年 6 月

目　录

女性篇

男性篇

母婴传播疾病的预防篇

夫妇备孕营养篇

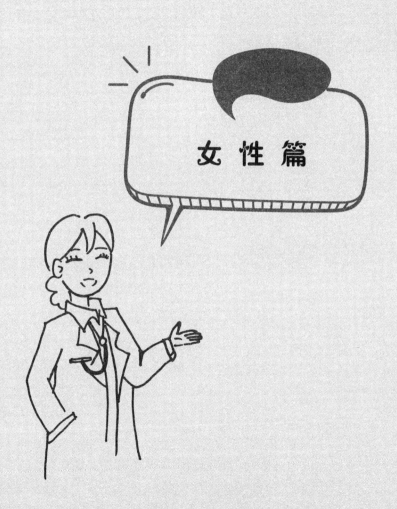

一、谈一谈备孕计划的那些事

（一）怀孕时机那些事

1. 什么年龄怀孕最好？

答：女性最适宜的生育年龄是 25～34 岁。

首先，备孕年龄不宜过大。医学研究表明，女性生殖能力是有时效性的，生育能力随年龄增长而下降，同时，宝宝发生染色体异常（如唐氏综合征）和畸形等风险增加。此外，高龄孕妇（预产期年龄≥35 岁）面临怀孕和分娩的风险也会增加。

当然，备孕年龄不宜过小。年轻女性尤其 20 岁前生育也不利于母婴健康，因为整个生殖系统的发育还不够成熟，会面临更高的怀孕和分娩的风险，甚至危及生命。同时，宝宝发生先天畸形及低体重的概率也会增高。

科学研究显示，单纯从医学角度来讲，所谓"最适宜"，就是医学上的各种不良结局发生率最低。最适宜生育年龄是 25～34 岁，这个年龄段的孕妇怀孕风险较低。当然，男性也有"适宜"的生育年龄（见《男性篇》）。

建议现代女性在工作和生活中找到平衡,在最适宜的年龄选择怀孕。

2. 为什么不提倡高龄备孕?

答:高龄妊娠风险更高,因此备孕要求更高。

高龄界定为年龄≥35岁。对高龄女性来说,一方面,怀孕的概率会降低;另一方面,因卵巢功能减退,卵母细胞染色体异常发生率也明显增加;还有一些妇科疾病如子宫肌瘤等概率也增高。总之,高龄的妊娠并发症发生率会增加,包括自然流产、早产、胎儿染色体异常、妊娠期糖尿病、妊娠期高血压、产科出血以及血栓性疾病等。高龄女性备孕还要警惕并排除恶性肿瘤的可能。

因此,要有准备、有计划的怀孕,尽量避免高龄妊娠。若高龄备孕,除了夫妇双方要积极规范进行孕前/育前全面检查和指导,由于生育力下降、不孕以及妊娠不良结局风险增加,建议≥35岁女性在尝试怀孕6个月未成功后应考虑进行生育力评估。

3. 如何制订备孕计划?

答:至少提前三个月进行全面的孕前检查,改善生活习惯,补充叶酸,保持心理健康。

备孕是出生缺陷预防的关键阶段,男女双方有意识地主动对自己的生育行为做出合理的计划及安排，通过调整身心健康和环境状况，选择适宜的受孕时机，创造良好的受孕环境，以获得一个满意的妊娠结局。

首先，提前三个月开始准备，因为卵子和精子成熟需要时间。如果有慢性疾病，或者家族中有遗传病史，记得去医院评估咨询，评估怀孕会不会有风险，是否需要调整用药乃至停药等。

其次，进行全面的孕前检查，包括妇科、心、肺、肝、肾等全身检查，发现是否患有一些慢性疾病，以及妊娠可能诱发的一些疾病。特别提醒，口腔和眼睛等问题也要提前处理，以免孕期处理起来会比较棘手。

最后，调整生活方式，戒烟、戒酒，远离有毒有害物质，如汞、铅、杀虫剂、甲醛、X射线等，这些都是需要远离的。均衡营养，适度运动，控制体重，补充叶酸，这对宝宝的健康发育很重要。

4. 顺产后间隔多久怀孕比较合适?

答：一般而言不少于6个月，最好超过18个月。

两次妊娠的间隔时间，也就是上一次生小孩的时间到下次怀孕的时间。间隔时间过短可导致母亲贫血、胎膜早破、早产、胎盘早剥、胎儿低出生体重以及自闭症等；间隔时间过长会增加难产的风险。因此从母亲和孩子的健康角度考虑，我国专家共识推荐，两次妊娠间隔时间不少于 6 个月，最好超过 18 个月，妊娠间隔在 6 ~ 18 个月时应进行风险和益处评估。通过辅助生殖技术受孕的不孕症患者，两次妊娠间隔的时间应大于 6 个月小于 18 个月。世界卫生组织（WHO）推荐两次妊娠间隔应大于 2 年，小于 5 年，但如果女性的年龄超过 35 岁，因生育力可能快速下降，建议两次妊娠间隔时间 1 年就够了。

5. 剖宫产后间隔多久怀孕比较合适？

答：一般建议至少 18 个月后再备孕。

剖宫产后，子宫就像是经历了一次"大变身"，变成了瘢痕子宫。瘢痕子宫在下一次怀孕时可能会带来一些风险，包括切口妊娠、子宫破裂、产后出血、胎盘粘连、早产等。

子宫恢复是个漫长的过程，需要 6 ~ 12 个月时间。因此，建议妊娠间隔为 18 ~ 24 个月。如果两次生宝宝的间隔时间太短，特别是短于 18 个月，以上风险会大大增加，剖宫产术后再次怀孕想要进行顺产的话，子宫破裂风险明显升高。但如果等到术后 2 年左右，那时子宫切口的肌肉化程度就会达到最佳状态。一般来说，剖宫产术后 18 ~ 24 个月再怀孕是个不错的选择，妈妈和宝宝的不良结局发生率均较低。

6. 宫外孕治疗后多久可以怀孕?

答:一般建议治疗结束后避孕至少半年再考虑怀孕。

宫外孕治疗结束后,盆腔器官包括输卵管都需要一定的时间修复并恢复功能。建议避孕至少6个月,等输卵管及子宫恢复正常功能后再考虑怀孕,可一定程度上降低再次宫外孕的风险。

还没有哪一种措施可以完全避免宫外孕,所有怀孕的女性均有发生宫外孕的可能。要注意的是,之前有过宫外孕的妇女再次发生宫外孕的可能性要比其他人大一些。所以,有过宫外孕病史的人,停经后应尽早去医院确认是不是宫内孕。

7. 人流后多久可以再怀孕?

答:一般建议应在3次正常月经后再考虑怀孕。

从受孕那天起一直到整个孕期,女性身体的各个器官每天都在发生着变化,流产使得这种变化发生中断,尤其是人工流产极易引起子宫内膜的创伤和炎症,是对女性身体的极大伤害。2007年世界卫生组织建议妇女在流产后6个月再次怀孕。由于人工流产后子宫的恢复最少需要3个月时间,因此建议至少等待三次正常的月经后再考虑怀孕!

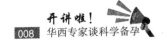
8. 备孕多久怀不上，需要去看医生？

答：35 岁以下备孕 1 年、35 岁以上备孕半年后还没有怀上，就可以考虑看医生了。

备孕 2~3 个月没有怀上，请不要担心，一定要放松心情，继续备孕。医学上针对 35 岁以下的夫妻，在没有采取避孕措施、进行有规律的性生活（一周 2~3 次）达 12 个月，但还没怀上宝宝，就会考虑不孕的可能，建议去找医生评估。对于 35 岁及以上夫妻，这个时间可以缩短到 6 个月。

9. 暂无怀孕计划如何科学避孕？

答：暂时没有怀孕计划的姐妹，要做好避孕哦。

科学有效的避孕方式有哪些呢？常用的有复方短效口服避孕药、避孕套、宫内节育器、皮下埋植剂。

（1）复方短效口服避孕药

利用雌激素和孕激素发挥避孕作用，按照说明书正确服用，避孕效果好，避孕有效率高达 99% 以上。它服用简单，建议推荐给有规律性生活、暂时不打算备孕的年轻人。服药前要注意正确的服用方法和自己身体是否适合，使用前一定要咨询专科医生。

（2）避孕套

避孕套，又称安全套，是天然可靠的"小雨伞"。购买便捷、副作用少、使用简便，特别是"临时起意时"最方便。在正确使用的前提下，避孕有效率可达到98%。更重要的是，它是唯一一种能够预防淋病、艾滋病、梅毒、乙肝、HPV感染等性传播疾病的避孕方式，是适合年轻人使用的临时的避孕方式。

（3）宫内节育器

宫内节育器是放在子宫里的避孕器具，避孕有效率在99%以上。根据不同类型，有效期一般是5~10年，可根据需要随时取出。但是如果1~2年内有怀孕打算的，就不推荐首先选择宫内节育器了。

（4）皮下埋植剂

皮下埋植剂是含有孕激素的火柴棍般细小的软管（一根或多根）。通常在皮下切一小口，将软管埋在上臂内侧的皮下，它摸得到、看不见，都在默默地发挥作用，保护你免受"意外惊喜"。它的避孕有效率可以达到99.95%，其作用可持续3~5年，之后需要更换。

10. 不靠谱的避孕方式有哪些？

答：常见的不靠谱的避孕方式包括体外射精、安全期避孕和口服紧急避孕药。

（1）体外射精

有一个很大的误区认为：体外射精不会怀孕，但其实，射精前已经有少量的精子随着前列腺液、尿道球腺液等体液流出来了，这些体液中的精子的数量已足以让女性受孕；男性不可能每次都精准把握阴茎抽出的时间，来不及的时候，精液会有一部分遗留在女性体内。可见，体外射精怀孕的可能性还是挺大的。

同样，同房之后，用水或其他液体冲洗阴道，或者立即蹲厕所让精液流出体外，能达到避孕效果吗？——No，原因同上。

（2）安全期避孕

预计排卵的前 5 天和后 4 天加在一起总共 10 天左右的时间，就是危险期。在这个时间段里同房，受孕概率比较大。理论上，除了危险期，其余时间都是安全期。但是，女性的生理周期并不完全规律，会受到外界环境、情绪、运动、饮食、身体状况等因素的影响，可能出现排卵提前或推迟，所以安全期无法完全计算准确。男性的精子们比我们想象的顽强得多，可以存活 3～5 天，就算算准了安全期，留下来的精子可能在排卵时仍旧活跃，实现和卵子的结合。

（3）口服紧急避孕药

紧急避孕药主要通过抑制女性排卵，阻止精子和卵子结合，以及阻碍受精卵着床，来起到避孕作用。也就是说不让卵子出门"约会"，也同时把"约会"的路"咔"断。紧急避孕药只对最近的一次无保护性行为或避孕措施失败有作用，比如说避孕套破了或滑脱了，因此，要及时服药（通常是在同房之后 24 ~ 72 小时，不同药物具体用药有差别）。在服药后还是有可能怀孕的。

紧急避孕药的激素含量比较大，服用后很容易引起月经紊乱，只能是避孕失败或者无保护性生活后的一种补救措施，是一个应急手段，绝不能当作常规的避孕手段。切记：紧急避孕不可靠，紧急避孕药不等于"事后万能药"！

11. 口服避孕药停药多久可以怀孕？

答：停药后等月经来潮就可以准备怀孕啦。

口服避孕药以其独有机制层层防护，确保精子、卵子不能鹊桥相会来实现避孕的效果。目前新型的口服避孕药的激素成分很接近人体的激素成分，对于健康人群来讲是安全的。短效口服避孕药需要每天固定时间口服，不会引起内分泌紊乱而发生异常出血。口服避孕药暂时抑制了排卵，让卵巢获得休息。停药后药物成分迅速代谢，不会在体内蓄积，卵巢能很快恢复排卵，并不会影响女性的生育，也不会增加宝宝出生缺陷的发生风险。

12. 取环后多久可以怀孕？

答：应在正常月经来潮 2 ~ 3 次或半年之后再考虑怀孕。

　　宫内节育器俗称"避孕环",是一种体内异物,子宫内膜就像是胚胎的"土壤",无论避孕环是什么材质,都会让这块"土壤"受点影响。这种影响是可逆的,但恢复需要时间,大概经历了两到三次正常月经后,子宫内膜在组织和功能上得到有效修复,就可以怀孕了,当然想修复的时间再长些,半年以后更理想。

　　取环后应至少休息1天,2周内禁止性生活和盆浴,以免发生感染。如果取环后月经出现了变化,比如经量减少或异常出血,那就得去医院做个检查,明确是否有其他异常。

13. 皮埋后多久可以怀孕?

　　答:建议皮埋软管取出一个月后开始备孕。

　　皮埋的作用一般可以持续3~5年。如果你某一天准备要当妈妈了,只需找医生帮你把这根小软管取出来。这时,你的生育能力会迅速回归。研究表明,多数女性在皮埋取出后的一个月后就能恢复正常的生育能力。

14. 产后半年还在哺乳中,月经也没有恢复,需要避孕吗?

　　答:当然需要!

　　产后恢复排卵和月经的时间与哺乳有关系。相对于没有哺乳的妈妈，哺乳的妈妈恢复排卵和月经的时间会晚一些。但是需要注意的是，排卵恢复是早于月经的，具体哪一天恢复排卵无法预料，所以，不能根据产后月经有没有恢复来判断有没有排卵。

　　哺乳期的妈妈们，因为体内分泌大量的催乳素，排卵受到抑制，月经恢复延迟，可在一定程度上起到避孕的作用。但是，哺乳期的避孕效果并不是百分百的可靠，因为排卵还会受到其他因素的影响，比如母乳喂养的情况、妈妈们的心情和睡眠等。因此，不管产后有没有哺乳、月经有没有恢复，都有可能怀孕，都需要避孕哦。

15. 产后可以选择什么避孕方式呢？

　　答：重点考虑两点，一是安全有效；二是不影响哺乳和宝宝健康。

　　我们用表 1 给大家说明一下吧。

表 1　产后避孕的方式

	避孕套 （恢复性生活后即可使用）	宫内节育器	皮下埋植剂	短效口服避孕药
哺乳	√	√	√ 产后 42 天埋置	
非哺乳	√	√	√ 产后即可埋置	√ 产后 42 天后

续表

	避孕套 (恢复性生活后 即可使用)	宫内节育器	皮下埋植剂	短效口服 避孕药
顺产	√	√ 产后 4 周	√	√
剖宫产	√	√ 产后 4 周	√	√

（蒲杰，刘冬，刘畅，孙玲玲）

（二）孕前检查那些事

16. 为什么要做孕前检查？

答：孕前检查可以了解自身健康状况，接受针对性优生指导，为生育健康宝宝打下坚实的基础。

孕前检查是为准备怀孕的夫妇在受孕之前提供的一系列优生保健服务，包括优生健康教育、病史询问、体格检查、临床实验室检查、影像学检查、风险评估、咨询指导等。

通过孕前相关检查，可以及早发现备孕夫妇可能存在的影响孕育的遗传、环境、心理和行为等风险因素，经过医生评估后，及时采取干预措施，从身体、心理、营养、行为方式等多方面做好准备，在最佳状态和最适宜的时机受孕，保障妈妈的安全，减少宝宝发生先天畸形，避免和降低出生缺陷以及不良妊娠结局的发生风险。

17. 已经有健康的宝宝了，还要做孕前检查吗？

答：需要，因为孕前检查是有"保质期"的。

如果超过6个月未怀孕，健康状况可能发生变化。如果在怀孕前感染了病原体（例如弓形虫、巨细胞病毒、风疹病毒等），腹中的宝宝可能会发生流产或畸形；如果甲状腺功能有异常，可能会引起不孕或流产，甚至影响胎儿的智力；如果准妈妈有梅毒或是其他传染病，没有及时发现和治疗，怀孕后可能会导致宫内的胎儿感染哦。

此外，想要再生宝宝的夫妇还要考虑年龄的问题。随着年龄的增长，与之前生育时相比，爸爸的精液质量可能变差，妈妈的卵巢功能可能会出现减退，宫颈也可能会发生病变，同时一些慢性疾病也会偷偷缠身（如高血压、高血脂、高血糖等）。因此，不论是准备生第几胎，都要在孕前进行检查哦。

18. 每年体检都没问题，还需要孕前检查吗？

答：需要。体检≠孕前检查，两者侧重点不同。

体检主要是筛查身体是否健康，是否患有内外科等疾病。孕前检查主要侧重于优生优育的检查，找出对怀孕有影响的因素，比如衣原体（CT）、弓形虫（TOX）、风疹病毒（RV）、巨细胞病毒（CMV）、乙肝病毒（HBV）、梅毒螺旋体（TP）、艾滋病病毒（HIV），以及ABO 血型和 Rh 血型、地中海贫血等遗传病的筛查。

如果备孕前 6 个月内进行了全身体检，已经做过的检查项目就不需要重复进行，只需要补充与生育相关的检查即可。如果既往有不良孕产史或是存在家族遗传病史，医生则会开具针对性的检查，避免再次发生不良妊娠，影响母婴健康。

19. 孕前检查什么时候做？

答：建议孕前 3 ~ 6 个月进行孕前检查。

如果平时有定期体检且没有发现健康问题，可以在准备怀孕前 3 个月开始孕前检查；如果一年都没有体检过，建议提前 6 个月做全面孕前检查。孕前检查若发现问题，建议调整到可备孕的状态后再怀孕。

如果以前患有内外科疾病，怀孕前应咨询相关专科的医生，在专科医生和妇产科医生的指导下备孕。如患有高血压、糖尿病等基础疾病，需要将血压、血糖控制在正常范围内方能怀孕；如女方有乙肝等传染性疾病且病毒载量高、传染性强，需要到专科门诊评估，可考虑抗病毒治疗后备孕；如患有衣原体、淋病等感染性疾病，需要治疗后方能备孕；另外，如双肺、肝胆脾胰肾、甲状腺和乳腺等器官长了"结节或囊肿"（医学上称为占位性病变），需要先去专科排除恶性肿瘤的可能后再备孕。

20. 孕前检查要做哪些项目？

答：孕前检查分为一般情况评估、体格检查、实验室检查和辅助检查。

（1）一般情况评估

了解备孕夫妇年龄及一般状况，包括有无遗传病史、家族史和慢性病史；有无不良妊娠史，职业状况及工作环境、饮食营养、生活方式、人际关系、运动（劳动）情况及家庭暴力等。

（2）体格检查

心肺听诊，测量血压、体重，计算体重指数（BMI），常规妇科检查。

小贴士

什么是 BMI？

BMI 是最常用的判断健康体重的指标，计算方法为：体重（kg）／［身高（m）］^{2}。

中国成年人 BMI 分级标准：BMI < 18.5 kg/m^2 为体重过低；BMI 18.5 ~ 23.9 kg/m^2 为正常范围；BMI 24.0 ~ 27.9 kg/m^2 为超重；BMI ≥ 28.0 kg/m^2 为肥胖。

（3）实验室检查和辅助检查：必查项目和备查项目。

必查项目：包括血、尿常规，肝、肾功能，血型（ABO 和 Rh 血型），HBsAg 筛查，HIV 筛查，血清抗体筛查，地中海贫血筛查（湖南、湖北、广东、广西、四川、重庆、海南等地区尤其需要）。

备查项目：宫颈癌筛查、TORCH 筛查、阴道分泌物（常规、淋球菌、沙眼衣原体）检查、甲状腺功能检测、妇科超声检查、心电图检查、胸部 X 线检查、糖耐量试验。备查项目主要是那些由于医疗条件不发达而没有办法进行检查的项目，如果医疗条件允许，建议都查。

如果患有其他疾病或不良孕产史，还会有个性化、针对性的检查项目。

21. 携带者筛查查些什么，备孕有必要做吗？

答：可以考虑哦。

据估计，有2%～4%的无家族史的育龄夫妇是生育某种隐性遗传病（如地中海贫血、脊髓性肌萎缩症等）的高风险夫妇。他们携带了相同基因的致病变异，虽然自己没有疾病相关表现，但由于这类疾病为隐性遗传病，这些高风险夫妇有 25% 的概率将致病变异同时传递给后代，导致后代发生相应疾病。如果在备孕期或孕早期，通过检测夫妇双方基因致病变异携带情况，进而对其进行遗传咨询及生育选择指导，就有可能降低此类疾病的生育风险，这个过程即为携带者筛查。

所有有生育意愿、期望通过携带者筛查评估生育隐性遗传病患儿风险的健康夫妇，包括备孕期夫妇、孕早期夫妇及打算接受辅助生殖的夫妇，都可以选择进行携带者筛查哦。

22. 高龄还想生个娃，要做哪些检查？

答：除了建议在准备怀孕前半年进行常规孕前检查，还需要进行生育力评估。

（1）常规孕前检查

主要是了解身体是否适合怀孕，是否存在影响怀孕的因素，如高血压、糖尿病、心脏病等，同时要注意恶性肿瘤的筛查。

（2）女性进行生育力评估

女性的生育能力随着年龄的增加逐渐下降，高龄备孕前建议完成卵巢储备功能的评估。此外，如果既往有不良妊娠史（如复发性流产、早产、死胎、异位妊娠、出生缺陷儿等），还要根据具体情况进行有针对性的检查。

23. 做了完整的孕前检查，还可能会出现胎停吗？

答：有可能。

孕前检查是针对计划要怀孕的人群的，主要的目的是通过咨询和检查评估是否适合怀孕，排除一些遗传性疾病，发现一些常见的感染性或内分泌疾病，而并没有针对流产因素展开检查。另外，绝大部分偶发胎停的原因是胚胎本身的因素（如胚胎染色体异常等），多数为偶发事件，孕前检查并不能完全避免胎停。

24. 有过胎停/自然流产，再次备孕需要专门做哪些检查呢？

答：这需要根据具体情况而定，建议去专科医院评估，必要时进行检查哦。

临床上女性自然流产的发生率为 15% ~ 25%，因此发生过一次胎停/自然流产，大可不必太慌张，进行常规的孕前检查即可。

但如果出现医学上说的"复发性流产"，即与同一配偶连续出现 2 次及以上孕 28 周（孕 7 月）之前的妊娠丢失（包括生化妊娠），就一定要积极查找原因。复发性流产的原因很多，遗传因素主要包括胚胎染色体异常、夫妇一方或双方染色体异常等，其他因素还包括免疫学因素、解剖因素、内分泌因素、感染因素、男性因素、精神因素等。

因此，当出现 2 次及以上胚胎停育时，首先建议对停育胚胎进行遗传学检测，这是导致胚胎停育最主要的因素，可为后续病因分析提供重要线索。医生可能还会建议夫妻双方进行染色体核型分析。发现染色体异常者应接受专业的遗传咨询，一般情况下常染色体平衡易位及非同源染色体罗氏易位携带者，可考虑三代试管婴儿技术助孕；同源染色体罗氏易位携带者，建议避孕或通过接受供卵或供精以避免反复流产或分娩畸形儿。

当存在免疫学因素、内分泌因素等情况时，建议到正规医院专科规范治疗后制订备孕方案，同时孕期应严密监护。

25. 孕前为什么要做宫颈癌筛查？

答：早发现、早治疗，避免延误宫颈病变的诊治。

宫颈癌筛查主要是了解宫颈有没有病变。如果有宫颈病变，建议到妇科治疗后再怀孕。怀孕之后体内激素水平激增可能会使宫颈病变加重或进展，错失治疗的良机。若是怀孕后才发现宫颈病变，考虑到治疗对妊娠的影响，治疗方法的选择也会因为怀孕受到限制。

此外，我国《孕前和孕期保健指南》中首次产前检查的检查项目里提到，对于孕前1年未进行宫颈癌筛查的孕妇，建议在孕期要做这项筛查，而有些孕妇在检查后可能会出现阴道出血的情况，从而加重心理负担，因此建议孕前行宫颈癌筛查。

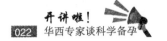

26. 宫颈癌怎么筛查？

答：宫颈癌的筛查方式是"三阶梯筛查"。

"三阶梯"就是要一级台阶一级台阶地逐步检查，这三级台阶分别是细胞学检查、阴道镜检查和宫颈组织检查。

第一级是子宫颈液基细胞学检查和 HPV 检测联合筛查；当发生初步筛查结果异常，根据具体的结果，必要时我们需要进一步完善第二级的阴道镜检查；如果阴道镜下有异常，需要进行子宫颈组织病理第三级检查来诊断疾病。

27. 宫颈癌筛查应该多久做一次呢？

答：宫颈癌筛查要根据妇女年龄、性生活情况、上一次检查内容和结果等因素决定，详见表2。

表 2　影响宫颈癌筛查的因素

年龄	筛查频率	方法
<25 岁	无须筛查 存在多个性伴侣、过早性生活史、吸烟等，性生活开始后 1 年内进行筛查	HPV 疫苗接种和有保护性的性行为预防
25～64 岁	每 5 年 1 次	子宫颈细胞学 + HPV 检测
	每 3 年 1 次	子宫颈细胞学检查

续表

年龄	筛查频率	方法
≥65 岁	既往充分阴性筛查记录（10 年内连续 3 次细胞学筛查或连续 2 次 HPV 筛查或联合筛查，且最近 1 次在 5 年内，结果均正常），终止筛查	
	从未接受过筛查，或 65 岁前无充分阴性筛查记录，或有阴道流血等临床指征，继续进行筛查	

28. 打了 HPV 疫苗后，还需要做宫颈癌筛查吗？

答：仍然需要！

尽管 HPV 疫苗有二价、四价和九价，但是还不能完全覆盖所有的高危型 HPV，也不能治疗已经存在的 HPV 感染或病变。少数宫颈癌与疫苗覆盖范围以外的其他 HPV 亚型相关，还有少数宫颈癌与 HPV 感染无关。因此，接种 HPV 疫苗后，仍然需要定期进行宫颈癌筛查，并且保持健康的性生活习惯。

29. 孕前为什么要检查甲状腺功能？

答：甲状腺功能异常包括甲状腺功能亢进症（简称甲亢）和甲状腺功能减退症（简称甲减），患病率较高（尤其是甲减），对妊娠结局和母婴健康有许多不良影响。

甲状腺功能异常可能导致不孕，怀孕后还会增加流产、死胎的风险。一方面，孕早期的甲状腺功能减退如果没有及时治疗，对胎儿的生长发育会有不良影响，即使胎儿顺利出生，神经系统发育也可能受到一定的影响。另一方面，甲状腺功能亢进的孕妇在孕期有发生甲亢危象的风险，严重时会危及母婴生命安全。

甲减通常无任何症状，因此，孕前检查甲状腺功能非常有必要，可以减少甚至避免因孕前患甲状腺疾病未能及早发现和控制而导致的母婴健康问题。如发现甲状腺功能异常，应及时到专科医院就诊接受专业的咨询指导或治疗，待甲状腺功能恢复到正常范围后再备孕。

30. 孕前有必要查性激素吗?

答：需根据情况而定。

性激素的检查可以反映女性生育相关的内分泌功能，如果年轻且月经规律，没有异常孕产史可以不用查性激素。但当你有这些情况时，包括月经不规律（周期 > 35 天或 < 25 天，经期 < 3 天或 > 7 天）、年龄 ≥ 35 岁、四肢多毛、"青春痘"到处冒，孕前是有必要查一下性激素的哦。一是可以了解一下卵巢的功能；二是可以看看有没有多囊卵巢综合征等生殖内分泌疾病。此外，既往如果有反复胚胎停育史，也需要检查性激素，了解是否有黄体功能异常等情况。

31. 查性激素有时间要求吗？

答：有的，目的不同，性激素检查的时间也不同。

性激素水平是随着月经周期的变化而变化的哦。通常情况下，月经的第 2～5 天检查性激素，可以了解性激素基础水平，以此判断卵巢功能；排卵前（月经第 12～14 天）检查性激素，可以了解卵泡的发育情况，以及是否即将排卵；月经前 7 天左右检查性激素，可以通过孕激素升高情况，判断有无排卵及黄体功能异常等。

因此，不要自己随意去查性激素，医生会根据你的实际情况来考虑检查的时间。

32. 怎样了解卵巢功能呢？

答：通过月经第 2～5 天的窦卵泡个数和性激素水平，以及结合抗米勒管激素（AMH）水平综合判断。

在月经第 2～5 天做超声，数一数卵巢上窦卵泡（直径 2～8 mm 的卵泡）的个数。一般单侧卵巢 5～10 个比较合适，如果 <5 个提示卵巢储备功能减退，>12 个要警惕多囊卵巢的可能。

如果月经第 2～5 天的雌激素（E2）水平小于 50 ng/ml，卵泡刺激素（FSH）小于 10 IU/L，间隔 4 周复查还是这个结果的话，则提示卵巢储备功能正常，否则提示有卵巢储备功能下降的可能。

AMH 不随月经周期而变化，可以在任意时间检查。当 AMH < 1.1 ng/ml，提示卵巢储备功能减退；> 4 ng/ml，要警惕多囊卵巢的可能。

对于卵巢储备功能的判断需要综合来看，不能仅凭某一个指标就下结论的。此外，年龄是预测卵巢储备功能的最直接的指标，35 岁以上女性生育能力是逐渐下降的哦。

（朱慧莉，蒲杰，何礼霞，刘畅）

（三）常见备孕问题那些事

33. 一滴血验卵巢功能，是不是唬人呢？

答：没有唬人哦，是可以实现的。

女性从青春期后到绝经前，卵巢都具备分泌激素和规律排卵的功能。但随着年龄的增加，尤其是 35 岁后，卵巢功能就会开始走下坡路。现阶段，评估卵巢功能可以通过了解月经周期情况，检测卵巢分泌的性激素水平，以及 B 超计数卵巢内的窦卵泡（在月经第 2～5 天测量，直径 2～8 mm 的卵泡）的数目来进行综合判断。

当然，还有一个重要的指标——AMH，与卵巢功能直接相关。AMH 是由女性的卵巢分泌的，目前被认为是评估卵巢功能的最可靠指标之一。这里的一滴血验卵巢功能就是指检测血中 AMH 的水平，AMH 值越高，卵巢储备功能越好。当然，AMH 高也要警惕多囊卵巢的可能，AMH 值低，并不意味着完全丧失生殖功能，还需要结合其他指标进行判定。

34. 如何保护卵巢功能？

答：规律作息、合理运动、营养均衡，保持良好心态，远离烟酒。

（1）良好的生活习惯

这是卵巢保养的关键。首先要规律作息，千万不要肆无忌惮地熬夜，熬夜不仅伤肝伤肾，更伤卵巢。

（2）合理运动和营养均衡

这是卵巢保养的必修课，建议每周至少进行 150 分钟的有氧运动。不建议减重过度，否则可能连月经都不来了。

（3）健康的情绪状态

远离焦虑和忧愁，保持良好的心态、愉悦的心情，也是卵巢保养的加分项。

（4）戒烟、酒

不要抽烟、喝酒！不要抽烟、喝酒！不要抽烟、喝酒！重要的事情说三遍！抽烟不仅伤肺，还伤卵巢，不仅导致女性生育力降低，还会增加自然流产和宫外孕的风险。孕前戒酒是医学界的普遍建议，怀孕和备孕期间，没有所谓的"安全"酒精摄入量。由于每个人对酒精的耐受度不同，不喝酒才是万全之策。

35. 备孕期可以养猫、狗吗？

答：可以。

"怀孕不能养猫养狗"是对弓形虫感染的"一知半解"。弓形虫感染或者说弓形体病是一种自然界中极其常见的寄生虫病。猫是弓形虫的终宿主，当猫进食了带有弓形虫的生肉，比如野外捕捉的鸟类、老鼠等，可通过粪便排泄弓形虫卵。

那人是如何感染弓形虫的呢？四个字——"虫"从口入。当我们食用或饮用了被带有弓形虫卵的猫粪便污染的食物（包括蔬果、未经高温烹煮的肉类）或水，以及接触过被猫粪便污染的物品后没有洗手消毒而进食时，则有可能感染弓形虫。其他感染弓形虫的途径还包括食用了未完全煮熟的带有弓形虫的动物的肉类，如猪肉、羊肉、牛肉、禽类等。

除了上面提及的不吃生食或未煮熟的食物外。若要在备孕和/或后期养猫，则需要避免猫咪感染弓形虫，方法包括家养猫咪定期驱虫、坚持用猫粮喂养等。不吃未煮熟的食物，不进食野生动物，做饭生熟分开等都能大大降低感染的风险。

关于狗传染弓形虫，其实是比较少见的。狗作为弓形虫的中间宿主，其粪便不含有弓形虫卵，因而接触狗狗而感染弓形虫极为少见。

36. 熬夜对怀孕有影响吗？

答：当然有！

熬夜影响身体健康，相信已经是大家的共识了，备孕就更别熬夜啦！

对准妈妈来说，熬夜可能直接影响体内的褪黑素、性激素等分泌，导致月经紊乱、不排卵，增加多囊卵巢综合征、胰岛素抵抗甚至糖尿病的发生风险。不仅可能影响身体健康，同时也影响怀孕，导致不孕和流产概率增加，还可能影响后续胎儿的生长发育，导致后代疾病发生率增加。

37. 喝酒对怀孕有影响吗？

答：有影响。

在备孕期间要对酒说"不"，因为酒精对未来宝宝的健康影响太大了！孕前戒酒是医学界的普遍建议，怀孕和备孕期间，没有所谓的"安全"酒精摄入量。酒精可损害生殖细胞，中度和大量饮酒的女性可能会出现生殖功能紊乱，如月经失调、生育力下降、自然流产、不孕等。酒精也是一种致畸物，可自由穿过胎盘，妈妈饮酒后 2 小时内就可到达宝宝血液中，影响宝宝的生长发育。酒后（尤其是酗酒后）怀孕还可能造成胎儿生长发育迟缓，甚至出现面部、骨骼、四肢和心脏等器官畸形的"胎儿酒精综合征"。

38. 吸烟对怀孕有影响吗？

答：有影响，包括被动吸烟。

女性的卵子成熟需要大约 3 个月，香烟里的尼古丁等有害物质会对卵子产生不好的影响，从而导致卵子质量差，影响后续胚胎的质量，出生缺陷风险会增加，也会增加流产的风险。尼古丁这类有害物质会在体内蓄积，不会马上排出，可长期在体内产生影响。所以，越早戒烟越好，同时，请劝导准爸爸也要戒烟哟！为了宝宝的健康，吸烟的准妈妈们记得至少要提前 3 个月戒烟后再开始备孕哦，并尽量避免吸食二手烟。

39. 喝茶、喝咖啡对怀孕有影响吗？

答：适量喝是没有影响的。

茶和咖啡中均含有一定量的咖啡因，如果摄入过多的咖啡因会改变女性体内雌激素、孕激素的比例，从而抑制受精卵在子宫内的着床和发育。所以，在备孕期间要注意适量喝茶和咖啡，建议每天咖啡因的摄入量不超过 200 mg，相当于 300～500 ml 咖啡，同时尽量选择淡茶水，不喝浓茶。

小贴士

不同茶和咖啡中的咖啡因含量差别较大，要结合自身耐受程度进行选择，避免咖啡因摄入过量导致心慌、失眠等不良反应。

40. 经常牙疼影响备孕吗？

答：有影响，建议治疗好后再备孕哦。

牙疼可能是由于蛀牙、牙周炎或其他口腔健康问题引起的，如果未及时治疗，可能会导致孕期疼痛加剧和口腔感染，让治疗变得很棘手！

一方面，怀孕后牙周和牙龈更敏感，容易引发或加重牙齿疾病，如蛀牙、牙周炎等，给准妈妈们添堵。另一方面，孕期用药也是个大难题，由于用药的限制约束了医生的手脚，甚至可能影响治疗效果。还有研究发现，患牙周炎孕妇的早产率高于正常孕妇。

所以，在决定怀孕之前，去牙科做个全面检查，发现口腔问题并及时治疗，再开始备孕哦。

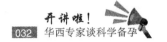

41. 备孕期间可以化妆、美甲、使用护肤品吗？

答：备孕期间也有爱美的权利，但需谨慎选择美妆品。

化妆和护肤当然可以，但得选对产品。先看品牌，得是正规厂家生产的、成分标注清楚的产品。正规品牌的风险物质都在安全范围内，如果标了"孕妇禁用"或"孕妇慎用"，那就别碰了。

再看成分。简单保湿可以，但要远离那些抗衰老、美白、祛痘的产品，因为这些可能含有对孕妇不安全的成分。记住，维A酸、烟酰胺、类固醇激素、重金属、过氧化苯、果酸等成分，都是备孕期及孕期的大忌。

至于美甲，更得小心。市面上的美甲产品成分复杂，可能含有甲醛、邻苯二甲酸酯等有害物质，备孕期间最好不做。

42. 什么时候同房容易怀孕？

答：一周2～3次的同房，特别是排卵期前后容易怀孕。

一般来说至少保证一周2～3次的同房，特别是排卵前后建议隔天一次同房比较好。理论上对于月经规律的女性，排卵日前后10天左右为怀孕窗口期，是妊娠最容易发生的时期。排卵日前一天性生活的受孕率最高，排卵日以后呈逐渐下降趋势。

43. 排卵监测都有哪些方法？

答：基础体温、排卵试纸、宫颈黏液和超声监测。

（1）基础体温

排卵前体温较低，排卵后体温升高 $0.3 \sim 0.5℃$，持续至月经来潮前。排卵通常发生在基础体温升高的前一天。这个方法简单易行，但是需要每天测量。

（2）排卵试纸

到药店买排卵试纸进行监测，排卵一般会发生在试纸出现强阳后的 $24 \sim 48$ 小时。

（3）宫颈黏液

排卵前 $1 \sim 2$ 天宫颈黏液稀薄呈蛋清样，备孕女性可以通过观察白带的性状来间接判断。

（4）超声监测

一般从月经的第 $8 \sim 12$ 天开始监测，需要多次到医院进行超声检查，直到卵泡的直径达到18 mm 左右，排卵过程将在大约 24 小时后开始。

44. 可以吃点药或做试管让我一次就怀个双胞胎吗？

答：不建议通过药物、做试管等人为方式怀多胎。

双胞胎在怀孕期间的合并症和并发症都比单胎高得

多，比如流产和早产的风险比单胎高 2~3 倍，孕妈妈患妊娠期高血压疾病、妊娠期糖尿病、妊娠期肝内胆汁淤积症的风险比单胎高 2~4 倍。本来住 1 个娃娃的空间住了 2 个娃娃，发生胎膜早破、流产、早产、产后出血等情况的可能性也会增加哦。

因此，不建议通过吃药等人为方式怀多胎，即使是试管婴儿，我们也建议没有特殊情况的话一次只移植一个胚胎。一切顺其自然就好！

45. 第一胎是剖宫产，现在怀的双胞胎，医生建议减胎，可以不减胎吗？

答：建议找专科医生评估后决定。

剖宫产后的子宫属于瘢痕子宫，孕期发生前置胎盘、胎盘植入乃至子宫破裂及早产等风险极高。同时，双胎又是高危妊娠，因此，建议找专科医生全面评估后决定。虽然减胎手术也有一定的风险，但若决定要减胎，综合考虑妈妈和宝宝的健康，仍然建议听从医生的建议。

46. 痛经会影响怀孕吗？

答：痛经可能影响怀孕。

痛经分为原发性痛经和继发性痛经。继发性痛经是某些器质性病变［如子宫内膜异位症（简称内异症）、子宫腺肌病等〕引起的痛经，通常月经初潮后的前几年不疼，后来慢慢开始出现疼痛，可能还会逐渐加重；原发性痛经就是排除了器质性病变的痛经。

一般来说，原发性痛经对怀孕的影响较小，但是内异症、子宫腺肌病等对女性的生育有着负面的影响，有40%～50%的内异症患者合并有不孕，子宫腺肌病也可能导致生育力下降和流产风险增加。但是，并不是说得了内异症就等于不孕了，虽然怀孕有困难，但还是有不少这样的女同胞顺利地自然怀孕生了可爱的宝宝。如果确实达到了不孕的程度，就要到专科医院进行评估、治疗了。

47. 无痛人流，真的不"痛"吗？

答：人流不痛，但子宫在痛。

子宫是孕育胚胎的"房子"，子宫内膜是滋养胚胎的"土壤"，而人工流产术是把种植在"土壤"里的胚胎吸刮出来，这样的操作可能会损伤"房子"，让"土壤"变得贫瘠，月经量减少，反复多次人流的危害更大，严重时会造成宫腔粘连，后续可能怀不上宝宝。即使怀上了宝宝，也可能引起胎盘位置异常、胎盘粘连、胎盘植入等风险，妊娠和生产的时候也更易发生大出血，甚至危及生命。

不管是水平高超的"一把刀"，还是医生再温柔再秀气，人流手术终归是创伤性的手术，决定了在这个"吸刮"过程中，难以避免会对子宫造成或多或少的伤害。所谓的"无痛"，不过是因为麻醉让手术过程没有痛感罢了，其实子宫在人流过程中受到的伤害并没有减轻一分一厘，它仍然是会感到"痛"的哦！

48. 备孕期间可以接种 HPV 疫苗吗？

答：近期计划怀孕的备孕女性，不推荐接种 HPV 疫苗。

建议在完成最后一剂接种的 2 个月内避免受孕。当然，若疫苗接种后发现已怀孕，由于目前尚无证据表明疫苗会对胎儿产生影响，因此无须终止妊娠，但建议终止后续 HPV 疫苗的接种，待分娩后方可继续接种未完成的接种剂量。

49. 备孕期间可以接种灭活流感疫苗吗？

答：可以接种。

流感可导致自然流产、早产、低出生体重儿、胎死宫内及新生儿死亡等并发症。流感疫苗具有良好的安全性，目前尚无研究表明疫苗接种与不良妊娠结局相关，灭活流感疫苗在整个备孕期和孕期接种都是安全的。

因此，建议所有备孕女性和孕妇（妊娠早、中、晚期均可）接种一次灭活流感疫苗，特别是在流感季前或流感季中。

50. 备孕期间可以接种风疹疫苗吗？

答：可以的。

建议女性在备孕时常规进行风疹病毒免疫球蛋白 M（IgM）、免疫球蛋白 G（IgG）抗体定量测定，IgG 抗体阴性的女性应接种风疹疫苗。我们通常接种的风疹疫苗为麻疹—腮腺炎—风疹三联疫苗，属于减毒活疫苗，应在妊娠前至少 4 周接种。因此，如果风疹 IgG 抗体检查为阴性，一般建议至少在孕前 3 个月接种风疹疫苗。

但如果孕前未接种风疹疫苗，怀孕后发现风疹病毒 IgG 抗体阴性时，孕期不建议接种风疹疫苗，且需要注意做好个人防护，到人员密集场所要戴好口罩。

51. 备孕期间可以接种破伤风疫苗吗？

答：可以接种。

破伤风是一种急性感染性疾病，可引起全身骨骼肌强直性收缩和阵发性痉挛。重症破伤风患者可并发喉痉挛、窒息、肺部感染和器官功能衰竭，病死率高，为30% ~50%，在无医疗干预的情况下病死率接近100%，是一种极为严重的潜在致命性疾病。

通常认为妊娠期间使用灭活疫苗或类毒素疫苗是安全的,所以备孕期可以接种破伤风疫苗。若因各种原因(如外伤等)需要接种破伤风疫苗时,不建议因为备孕或妊娠而终止接种周期,亦不推荐仅以此原因终止妊娠。

52. 备孕期间可以接种狂犬病疫苗吗?

答:可以接种。

狂犬病是由狂犬病病毒引起的急性传染病,主要由携带狂犬病病毒的狗、猫等动物咬伤和抓伤所致。当人被感染狂犬病病毒的动物咬伤、抓伤及舔舐伤口后,其唾液所含病毒可经伤口进入人体,一旦引起发病,病死率几乎达100%。

被可疑动物咬伤或抓伤后,需及时处理伤口,按要求全程接种狂犬病疫苗。不建议因为备孕或妊娠而终止接种周期,亦不推荐仅以此原因终止妊娠。

53. 夫妇一方因疾病需长期服药,备孕期间要停药吗?

答:视病情而定。

若存在需要长期服药的慢性疾病、精神类疾病等,建议提前告知专科医生有怀孕的计划,必须由医生评估病情后,给出停药医嘱后方可停药,切记不可私自随意停药。

若无法停药，在病情可控制的情况下，由专科医生调整用药至最低有效剂量，或将对胚胎或胎儿发育过程影响较大的药物更换为相对更为安全的药物。同时将用药、换药情况告知遗传咨询医师或专业药师，评估备孕需要的停药或换药间隔时间，以降低或避免对胎儿的影响。在怀孕期间，除规律产检外，还应严格按照专科医生的建议定期复诊，密切关注病情变化情况，及时调整用药，确保母婴安全。

54. 备孕期间或孕早期感冒发烧了，宝宝就不能要了吗？

答：不是的。

一般的病毒性感冒属于自限性疾病，病程通常持续3～7天。如症状较轻，体温不高，不要随意服药，多能自愈。当出现发热症状，特别是38.5℃以上的中高热且持续时间较长，可能会对孕早期胚胎的发育有潜在负面影响，因此，可服用相对安全的药物（如对乙酰氨基酚），及时控制体温，避免高热对胚胎发育造成影响。当症状加重或持续时间较长，建议及时到专科医院就诊，告知医生处于备孕或孕早期，由医生根据病情进行专业处理。

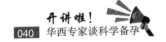

55. 备孕或妊娠期接触射线，对宝宝有影响吗？

答：接触射线是否对宝宝有影响，这取决于暴露时间及暴露剂量。

动物实验及回顾性临床资料显示，造成胎儿不良影响的最低辐射暴露剂量通常为 50～200 mGy，临床上造成严重智力障碍的最低暴露剂量是 610 mGy。临床上常用的诊断性辐射性影像学检查方法的剂量通常低于 50 mGy，其中常用的胸部 X 射线和胸部 CT 的胎儿辐射暴露剂量分别为 0.0005～0.0100 mGy 和 0.01～0.66 mGy。现尚无证据表明妊娠期单次 X 射线和 CT 影像学检查对胎儿存在危害。对于因疾病诊断需要对非盆腔部位进行检查时，可考虑加用腹部防护装置。

（蒲杰，朱慧莉，胡婷，刘希婧，刘冬，何礼霞，肖丽）

二、谈一谈出生缺陷预防的那些事

（一）遗传病与出生缺陷那些事

56. 什么是遗传病？

答：遗传病是指由于遗传物质改变而造成的疾病。

遗传病类型包括染色体病、基因组病、单基因病、多基因病、线粒体病及体细胞遗传病等。

染色体病及基因组病常表现出智力低下、生长发育迟缓、先天性多发畸形等。

单基因病大多罕见，但由于病种数量繁多，表现多种多样，目前已发现超过 8000 种。

57. 什么是出生缺陷？

答：出生缺陷是指婴儿出生前发生的身体结构、功能或代谢异常。

出生缺陷可由染色体畸变、基因突变等遗传因素或环境因素引起，也可由这两种因素交互作用或其他不明原因所致，通常包括先天畸形、染色体异常、遗传代谢性疾病、功能异常（如盲、聋和智力障碍）等。

出生缺陷是导致早期流产、死胎、围产儿死亡、婴幼儿死亡和先天残疾的主要原因，不但严重危害儿童生存和生活质量，影响家庭幸福和谐，也会造成巨大的社会经济负担。

58. 哪些情况建议备孕前做遗传咨询？

答：所有备孕夫妇都可以做遗传咨询。

备孕夫妇若存在以下情况则强烈建议做遗传咨询：

（1）夫妇一方或双方明确诊断某种遗传病，或者家族成员中有遗传病患者。

（2）夫妇一方或双方常见单基因遗传病携带者筛查阳性，如地中海贫血、先天性耳聋、脊髓型肌萎缩症等。

（3）不良孕产史，如胎儿异常、死胎、反复流产或育有先天畸形及出生缺陷病患儿。

（4）夫妇双方存在近亲婚配情况。

（5）原因不明的不孕不育。

（6）女方高龄，即年龄达到或者超过 35 岁。

（7）因为内外科疾病，需要长期用药的夫妇。

（8）有环境致畸物接触或暴露史，如强烈放射线或辐射、化学毒物（如铅、汞、苯、砷、农药等）等。

59. 备孕夫妇双方都是正常人，宝宝会发生遗传病吗？

答：有可能。

遗传病的发生机制非常复杂，其遗传方式也多种多样。

最常见的就是常染色体隐性遗传病，如地中海贫血、耳聋、脊髓型肌萎缩症等。一般来讲，如果夫妇双方都是没有相关疾病表现的健康个体，但都携带了相关基因的致病变异，当他们把致病变异同时传给宝宝，宝宝就会发病。

还有 X 连锁隐性遗传病，如进行性肌萎缩症、血友病等，女性携带者一般都是没有相关疾病表现的健康个体，但当她把携带的致病变异传给男性宝宝时，男性宝宝就会发病。

另外，随着夫妇双方年龄的增长，尽管夫妇双方都是正常人，其宝宝发生染色体病（如唐氏儿）或单基因病（如结节性硬化、神经纤维瘤）的风险也会增高，因此，建议备孕夫妇适龄生育，可降低遗传病的发生风险。

60. 想降低宝宝发生遗传病的风险，有什么办法吗？

答：有。

健康备孕夫妇，在孕前可进行常见单基因病携带者筛查，了解夫妇双方是否同时携带相同常染色体隐性遗传病基因的致病变异，或女方携带 X 连锁隐性遗传病基因的致病变异；对于高风险夫妇，在孕期可通过针对性产前诊断，或者采取三代试管婴儿技术（即胚胎植入前遗传学检测，PGT）对胚胎进行筛选后助孕，避免生育有相应遗传病的宝宝。

既往有不良生育史（如生育过智力障碍、多发畸形的出生缺陷儿），或家族中有遗传病患者的夫妇，可先明确先证者（即前面提到的出生缺陷儿或者患有遗传病的家属）遗传学病因，了解是否存在生育高风险因素，再由专业的医生制订个性化方案，以有效避免遗传病的再次发生。

61. 夫妇双方检查染色体都正常，还会发生胚胎染色体异常吗？

答：有可能。

精子和卵子在生成过程中，以及精卵结合后胚胎发育过程中，都有可能发生错误，导致胚胎染色体异常。随着女性年龄的增大，胚胎染色体发生异常的概率会随之增大。因此，无论是自然受孕，还是试管婴儿，胚胎都有可能发生染色体异常。

62. 近亲结婚，宝宝发生遗传病的风险高吗？

答：是的，显著高于随机婚配的夫妇。

正常情况下人均携带 2 ~ 3 个常染色体隐性遗传病相关基因的致病变异，由于近亲婚配的夫妇从共同祖先处"继承"同一致病突变的概率较高，因此同时为同一致病基因携带者的机会显著高于随机婚配的夫妇，他们的宝宝出现常染色体隐性遗传病的风险就更高。我国法律规定，直系血亲和三代以内的旁系血亲禁止结婚。

63. 备孕夫妇双方都是地中海贫血基因的致病变异携带者，孩子一定都是地中海贫血基因的致病变异携带者吗？

答：不一定。

地中海贫血是指由于珠蛋白肽链的合成受到部分或完全抑制，导致血红蛋白合成不足而引发的遗传性溶血性贫血，是一种常染色体隐性遗传病。中国人群以 α - 和 β - 地中海贫血最常见。

当夫妇双方均为同型地中海贫血基因的致病变异携带者时（即都是 α - 地中海贫血或都是 β - 地中海贫血），其宝宝有 1/4 的风险患病，但是变异不同，临床表型的轻重程度不一，因此建议备孕前进行专业的遗传咨询。对于生育过重型地中海贫血患儿的夫妇，建议首先明确各自的携带情况，在怀孕后行介入性产前诊断（孕早期绒毛穿刺或孕中期羊水穿刺），即"早诊断，早干预"，或选择胚胎植入前遗传学检测，即"只选对的"，避免孩子因遗传父母的致病变异罹患重型地中海贫血。

若仅夫妇一方为地中海贫血基因致病变异携带者时，理论上其宝宝患重型地中海贫血的概率极低。

64. 备孕夫妇家族中有智力障碍的患儿，自己生育后代也有风险吗？

答：有可能。

智力障碍是一大类神经系统发育障碍性疾病，常常共患孤独症谱系障碍、注意缺陷多动障碍等多种精神行为异常。因此，当家族中有不明原因的智力障碍、语言发育落后、运动发育落后等表现的患儿时，如果担心自己生育后代也可能出现相同的情况，建议先带患儿至儿科明确临床诊断，必要时进一步行相关遗传学检查。若明确了患儿的遗传学病因，则备孕期间可进行遗传咨询评估自己的生育风险。

65. 备孕夫妇一方的母亲是聋哑人，宝宝会不会遗传呢？

答：有可能。

听力障碍遗传方式多种多样，包括常染色体显性遗传、常染色体隐性遗传、X连锁遗传线粒体疾病等。其中，以常染色体隐性遗传方式最为常见。如果备孕夫妇本人听力正常，建议聋哑母亲先至耳鼻喉科就诊，全面评估并明确临床诊断，再进一步行遗传学检查。

举例说明：若母亲明确诊断为常染色体隐性遗传耳聋，那么，理论上本人一定会遗传母亲耳聋相关基因的两个致病变异中的一个，即虽然本人听力正常，但却是携带者。判断宝宝是否会患病，则需对配偶进行耳聋基因检测。若配偶也是该基因的致病变异携带者，则宝宝有 1/4 的风险存在听力障碍。

因此，家族中遗传病患者的遗传学病因诊断非常重要，通过专科检查及遗传学检查，明确遗传风险，方可评估生育风险。

66. 上一胎是唐氏儿，这一胎该怎么办？

答：到医疗机构进行专业遗传咨询，在医生指导下备孕。

唐氏儿即21三体综合征患儿，是最常见的导致智力障碍的遗传性疾病。生育过唐氏儿的夫妇，拟再生育时，建议先完善双方外周血染色体核型检查，如果夫妇双方染色体均未见明显异常，这种情况再出现唐氏儿的可能相对较小，可选择自然怀孕并在孕期行羊水穿刺产前诊断，对胎儿染色体进行检测。

但当出现下列情况时，则再生育风险显著增高。当夫妇一方是非同源染色体罗伯逊易位时，其宝宝出现异常的风险为 2/3，可考虑采用三代试管婴儿技术筛选胚胎，避免不必要的引产；当夫妇一方是同源染色体罗伯逊易位时，其宝宝异常的理论概率为 100%，可考虑使用供精或供卵受孕。

此外，随着妈妈年龄的增加宝宝染色体异常的风险相应增加，对于年龄大于 38 岁的女性，也可考虑直接采用三代试管婴儿技术筛选胚胎，避免不必要的引产。

67. 生育过有遗传病的宝宝，再次备孕该怎么办？

答：进行专业遗传咨询，明确患儿的遗传学病因，评估再生育风险。

患儿的遗传学病因已明确时，可直接根据该遗传病的遗传方式、致病变异的来源等信息，选择适宜的妊娠方案。对于有高风险指征的夫妇，可考虑采用三代试管婴儿技术助孕，优选胚胎，避免致病基因向宝宝传递；也可自然妊娠后通过绒毛穿刺或羊水穿刺行针对性检查，了解胎儿是否也遗传到了与之前得遗传病孩子相同的致病变异，避免出生缺陷。

若患儿已故，但出生后 3 ~ 7 天已进行过新生儿筛查，可尝试获取存留的足底血干血片，进行遗传学检测以明确病因。值得注意的是，如果无法明确患儿的遗传学病因，则无法准确评估再生育风险。

68. 生育过有先天性心脏病的宝宝，再次备孕该怎么办？

答：建议备孕前进行专业的优生遗传咨询。

先天性心脏病的病因众多，包括有遗传因素、环境因素（如感染、药物等），以及两种因素共同作用。若能有先心病宝宝的样本（外周血、羊水、干血片等），则建议先检测宝宝先心病是否是由遗传因素导致，若能明确遗传学病因，则可以评估夫妇生育时的再发风险，部分情况下还可以通过三代试管筛选胚胎等手段干预。

69. 生育过有唇腭裂的宝宝，再次备孕该怎么办？

答：建议备孕前进行专业的优生遗传咨询。

唇腭裂的病因众多，包括有遗传因素、营养因素（如妈妈叶酸缺乏）、不良环境接触等。若能有唇腭裂宝宝的样本（外周血、羊水、干血片等），则建议先检测宝宝唇腭裂是否是由遗传因素导致，若能明确遗传学病因，则可以评估夫妇生育时的再发风险，部分情况下还可以通过三代试管筛选胚胎等手段干预。

为了降低再次生育唇腭裂宝宝的风险，建议至少从

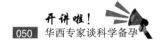

孕前3个月开始补充叶酸，每天0.8～1.0 mg，直至妊娠满3个月。

70. 生育过有癫痫的宝宝，再次备孕该怎么办？

答：建议备孕前进行专业的优生遗传咨询。

儿童期发生的癫痫，与遗传因素关系密切，尤其是合并有发育迟缓、智力障碍等情况。若这类夫妇有再生育需求，建议给癫痫宝宝做遗传学检测，若能明确遗传学病因，不仅对于生育方案的制定有帮助，对于癫痫宝宝的治疗及预后评估也有一定参考价值。

71. 生育过有自闭症的宝宝，再次备孕该怎么办？

答：建议备孕前进行专业的优生遗传咨询。

自闭症的医学名称为"孤独症谱系障碍"，这类疾病与遗传因素关系也很密切，然而比较遗憾的是现阶段对于这类疾病的遗传学病因研究得仍不充分，有部分"孤独症谱系障碍"的宝宝通过现有的遗传学检测仍无法明确病因。

但是，我们仍然建议有生育需求的这类夫妇可以给自闭症宝宝做遗传学检测，因为若能明确遗传学病因，对于生育方案的制定有很大帮助，对于自闭症宝宝的康复及预后评估也有一定参考价值。

72. 携带者筛查发现有问题，一定要做三代试管婴儿技术助孕吗？

答：不一定。

携带者筛查主要是针对人群携带率较高（通常＞1%）的隐性遗传病进行检测。

对于常染色体隐性遗传病（图1），如地中海贫血、耳聋、脊髓性肌萎缩症等，仅夫妇一方携带该遗传病相关基因的致病变异时，其宝宝患病风险很低，无须通过三代试管婴儿技术助孕；当夫妇双方均携带该遗传病相关基因的致病变异时，他们的宝宝有 1/4 的风险患病，有条件者可通过三代试管婴儿技术助孕，避免生育患儿。

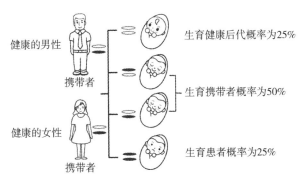

健康的男性
携带者

健康的女性
携带者

生育健康后代概率为25%

生育携带者概率为50%

生育患者概率为25%

图 1 常染色体隐性遗传模式（AR）

对于 X 连锁隐性遗传病（图2），如进行性肌萎缩症、血友病等，若女方携带该遗传病基因的致病变异，他们的女儿通常不会患病，但有1/2 的概率像妈妈一样是

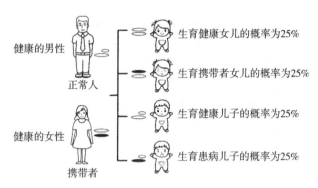

健康的男性
正常人

健康的女性
携带者

生育健康女儿的概率为25%

生育携带者女儿的概率为25%

生育健康儿子的概率为25%

生育患病儿子的概率为25%

图2　X染色体连锁隐性遗传模式（XLR）

携带者，无临床症状，而儿子则有1/2的风险患病，因此，有条件者也可通过三代试管婴儿技术助孕，避免生育患儿。

73. 三代试管婴儿技术已经筛选了胚胎，宝宝一定不会有问题了吗？

答：不一定。

三代试管婴儿技术筛选胚胎，主要是针对夫妇双方存在的问题进行有目的的筛选。

针对单基因遗传病进行的三代试管，以常染色体隐性遗传耳聋为例，与之相关的基因以及相关的致病变异多种多样，胚胎筛选时仅针对夫妇双方携带同一基因的致病变异进行检测，该基因的其他致病变异或者其他基因的致病变异都不在"管辖范围"。

针对高龄、反复流产或反复移植失败等进行的三代试管，胚胎筛选仅能对囊胚活检取样的数个细胞进行检测，因此，虽然概率极低，仍可能会存在筛选结果正常，但移植胚胎异常的情况。另外，由于活检细胞数量有限，其检测分辨率也是有限的。

所以，选择三代试管婴儿技术的孕妇除规律产检外，建议孕中期行羊水穿刺产前诊断，即"双保险"。

（胡婷，刘希婧）

（二）孕前常见病原体检查那些事

74. 病原体感染一定会对孕妇和宝宝产生严重的危害吗？

答：不一定。

孕期感染可能会导致胎儿畸形和功能障碍的病原微生物有弓形虫、风疹病毒、巨细胞病毒、单纯疱疹病毒等，孕前检查时，医生会建议完善针对这些病原体的检测。

检测结果阳性提示可能有病原体感染，但"阳了"并不意味着一定会发生胎儿宫内感染，即使发生了胎儿宫内感染也不一定会产生严重的后果。因此，建议至遗传咨询门诊就诊。

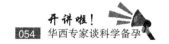

75. 备孕前女性都有必要做 TORCH 检测吗？

答：是的。

在低收入和中等收入国家，TORCH（由弓形体、风疹病毒、巨细胞病毒、单纯疱疹病毒及其他病原体等英文名称首字母缩写的组成）感染是产前、围产期胎儿以及产后新生儿发病率和死亡率增加的主要原因，目前已有很多国家和地区将 TORCH 检测列入孕前检查项目。

TORCH 感染高风险人群，如宠物饲养者、风疹患者接触史以及夫妇之一或双方曾患生殖器、口唇或其他部位皮肤疹或疱疹等，不应错过孕前检测这一重要时机。此外，对有传染性红斑患者或有人微小病毒 B19 感染者接触史等风险的人群，推荐额外进行人微小病毒 B19 的测定。

76. TORCH 检测结果提示 IgM 阳性一定是有近期感染吗？

答：不一定。

IgM 阳性一般提示有近期感染，但是并不绝对。部分人群感染后，IgM 可连续数月甚至数年呈阳性，也有部分 IgM 阳性可能为假阳性。因此，对于 IgM 阳性，建议尽快到遗传咨询门诊就诊，由专业人士判断，若不能明确排除近期感染，可通过动态监测 IgM、IgG 是否出现显著变化、相关病毒的亲和力等方式，协助判断是否处于急性感染期。

但是，备孕期或孕前未进行检测，怀孕后才进行检测的孕妇，由于没有基础水平参考，将会导致评估困难。因此，TORCH 检测作为备孕优生检查项目，最好在备孕时就进行，做到真正的有备而孕。

77. 孕期弓形虫感染有哪些危害呢?

答：警惕胎儿宫内感染。

孕妇首次弓形虫感染本身通常无明显临床症状，但如果弓形虫通过胎盘引起胎儿宫内感染，孕早期可能会造成流产、胎儿发育畸形；如果是孕晚期感染，胎儿刚出生时一般无明显症状，但有很大概率会在几个月或几岁时发生视力减退、听力下降、神经系统异常、精神障碍甚至死亡。

因此，建议所有备孕女性准备怀孕前至少三个月做弓形虫血清学抗体 IgM 和 IgG 的定量检测，医生会根据检测结果给出针对性的备孕指导。

如果孕前已感染过弓形虫，除免疫功能受损或免疫抑制人群外，大可放心，您的免疫系统对弓形虫来说已经是铜墙铁壁难以入侵的了；如果孕前检查发现近期感染了弓形虫，可在急性感染确诊 6 个月以后再准备怀孕；如果孕前从未感染过弓形虫，孕期一定要做好防护

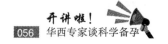

措施。

78. 日常生活中有办法可以预防弓形虫感染吗?

答:有,从根源杜绝,警惕"虫"从口入。

有以下预防措施:

(1)不要吃没彻底煮熟的肉,不要喝未经巴氏消毒/高温消毒的奶,不喝生水,不要吃未洗净的蔬果。

(2)生熟案板、器具分开,处理生肉后用温肥皂水清洗使用过的器具和双手。

(3)饭前便后勤洗手,进行园艺活动时戴手套,并用温肥皂水洗手。

(4)已有孩子的家庭,不要让孩子在野猫、野狗出没的地方玩耍。

(5)宠物家养,不给宠物吃未彻底煮熟的肉和未经消毒的乳制品。

(6)每天清理猫砂盆,定期清洗消毒,孕妇和免疫力低下者不要清理猫砂。

79. 孕期风疹病毒感染有哪些危害呢?

答:警惕胎儿宫内感染。

风疹病毒经飞沫传播,孕妇感染后大部分无明显症状或症状轻微,但风疹病毒可通过胎盘感染胎儿,引起流产、死胎、胎儿生长受限或先天性风疹感染，由此产生多种先天性缺陷。先天性风疹综合征可造成胎儿白内障、神经性耳聋、先天性心脏病等全身多器官畸形或功能异常。孕期超声可发现胎儿小头畸形、小眼畸形、肝脾肿大、心血管发育异常等，但功能性异常（如神经运动缺陷、听力障碍等）则无法在孕期发现。

因此，建议备孕期间进行风疹病毒 IgM 和 IgG 抗体检测，必要时接种风疹疫苗，可有效防止孕期感染。

80. 孕妇感染巨细胞病毒（CMV）会引起宝宝宫内感染吗?

答：有可能。

孕妇感染 CMV 后多无症状，但病毒可通过胎盘引起胎儿宫内感染，也可分娩时通过产道分泌物和血液感染新生儿，分娩后可以通过母乳和唾液传播 CMV。

先天性 CMV 感染会引起胎儿发育迟缓、小头畸形、肝脾肿大、瘀斑、黄疸、脉络膜视网膜炎、血小板减少症和贫血以及多器官功能损伤，尤其是中枢神经系统损伤和眼—耳损害，可致智力障碍、脑瘫、听力障碍等。

如果在孕前或孕期检查发现了 CMV 感染，一定要听从医生的专业指导。

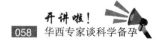

81. 口唇周围常起水疱，对宝宝有影响吗？

答：对宝宝影响不大，但需要评估分娩方式。

口唇周围常起水疱，可能是感染了单纯疱疹病毒。单纯疱疹病毒（HSV）可分成 HSV－Ⅰ 和 HSV－Ⅱ 两种血清型：HSV－Ⅰ 型主要引起口腔感染，偶见生殖器感染；HSV－Ⅱ 型主要引起生殖道感染，偶见于口腔病变。HSV 一经感染终身携带，病毒潜伏在神经节，可反复发病。宝宝一般是通过在分娩时接触宫颈阴道带有 HSV 的分泌物而感染的。

因此，对于既往有 HSV 感染的准妈妈，无须过度紧张，建议在分娩前进行宫颈分泌物 HSV－DNA 检测，阳性者不宜经阴道分娩。

82. "蛇缠腰"对宝宝有影响吗？

答：有可能。

"蛇缠腰"即带状疱疹，是由于机体因各种原因所致免疫力低下时，潜伏在神经根神经节的水痘—带状疱疹病毒重新激活而发生。目前没有证据表明带状疱疹感染孕妇所分娩婴儿有宫内感染的临床证据。

值得注意的是，妊娠期水痘也是由水痘—带状疱疹病毒导致的，其可导致先天性或新生儿水痘。尽管先天性水痘综合征的发生率很低，但一旦发生，对胎儿的影响非常严重。

因此，对于备孕女性，如果既往无水痘病史和水痘疫苗接种史，则建议接种水痘疫苗后备孕。因水痘疫苗是减毒活疫苗，且为两剂，建议备孕女性至少在备孕前1月完成接种。

83. 人微小病毒B19感染会对宝宝造成影响吗？

答：有可能。

人微小病毒B19（简称B19病毒）感染最常见的临床症状是躯体网状皮疹和外周关节病，部分感染者可无症状。B19病毒大多通过飞沫和手口接触传播，被感染者在感染后5~10天至皮疹出现之前具有传染性，出疹后不再有传染性。孕妇孕期出现急性B19病毒感染后，胎儿可能会出现贫血、水肿等。虽然胎儿感染后大多数无不良结局，但仍与流产、胎儿水肿、死胎等有关，也可能会增加胎儿神经系统后遗症的发生风险。

当孕期出现胎儿贫血、水肿等表现时，可检测羊水中是否有B19病毒DNA，如胎儿确系B19感染，建议加强超声监测，必要时行宫内治疗（如宫内输血），可有效改善胎儿预后。

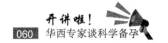

84. 孕期流感对宝宝有影响吗？

答：孕期需警惕流感感染，其对胎儿及母亲都有潜在危害。

孕期流感对胎儿的影响有待深入研究。流感病毒罕有经胎盘传播，然而，女性孕期感染流感病毒仍可对胎儿产生不良影响。发热是流感的常见症状，也是某些出生缺陷和婴儿其他不良结局的危险因素。

孕产妇（包括分娩及流产后 2 周内的女性）是罹患重症流感的高危人群，病死率显著高于非妊娠期育龄妇女。因此，在流感季节，推荐处于孕期或备孕女性，无禁忌证者均可接种流感灭活疫苗。

（胡婷，孙玲玲，刘希婧）

三、谈一谈孕前评估的那些事

（一）妇产科疾病那些事

85. 子宫肌瘤会影响怀孕吗？

答：有可能。

如果说子宫是胎儿的"房子"，子宫肌壁就是房子四周的"墙"，能为胎儿遮风挡雨，起到保护作用，而子宫肌瘤就是墙上长出来的"破坏分子"。

对生育产生最大影响的是子宫肌瘤的位置和大小。越突向"房子"里面的肌瘤，因占据"房子"内部的空间，越影响胚胎着床，可能会造成不孕或流产；在备孕时发现这类肌瘤，需要宫腔镜切除后再备孕。

而在"墙壁"里面生长或者突向房子外面的肌瘤，因不占据内部空间，对妊娠影响较小，这种肌瘤直径不超过 5 cm 一般可以暂时观察；但是，如果肌瘤直径大于 5 cm，就需要根据患者年龄、临床症状（如月经过多）、生育力、是否有不孕史等进行综合评估后再决定是否手术。

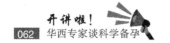

86. 排卵期出血会影响备孕吗?

答:通常不影响。

排卵期出血,是指在排卵前后出现的少量阴道流血。这与卵泡发育成熟后雌激素的迅速上升以及排卵后雌激素的迅速下降有关,子宫内膜受到雌激素水平波动的影响,部分脱落而发生出血,出血可能是红色或暗红色,可能只是白带带血丝、点滴状出血,也可能会持续两三天,但总的来说量不大、时间也不长,一般不会影响夫妻生活,对于女性的生育功能也没有影响,不需要特殊处理。

87. B超发现有盆腔积液,就是盆腔炎吗?

答:盆腔积液≠盆腔炎!

正常女性也可能会有盆腔积液,叫作生理性积液。

盆腹腔的液体来源有很多种可能:我们的腹膜可以分泌一些液体,起到润滑脏器、减少摩擦的作用;女性排卵时,少量的卵泡液可以进入盆腔;在经期,少量的月经血可以从子宫腔经输卵管流入盆腹腔。而盆腔是盆腹腔的最低处,液体聚到这里就会形成少量的盆腔积液,这些都属于生理性积液,不必紧张,不需要治疗,过段时间,可能就被身体吸收掉了。

当然,盆腔急性炎症期间也会出现盆腔积液,但患者往往有腹痛、发热等临床症状。因此，若无以上症状，仅只是 B 超发现盆腔积液，可视为生理性积液。

88. 哪些情况下，盆腔积液提示可能有盆腔炎呢？

答：需要根据出现的症状综合确定。

当出现腹痛特别是同房后腹痛加重，以及腰部酸胀、阴道分泌物异常，提示可能有盆腔炎症了。

如果炎症刺激到膀胱，可能引起排尿困难、尿频、尿痛；刺激到肠道，可能出现排便困难、肛门坠胀感、腹泻；当感染严重形成脓肿时，可能出现发热、腹部剧烈疼痛。

如果腹痛伴有阴道流血，除了盆腔炎症，还需警惕宫外孕、黄体破裂的可能。

89. 卵巢有囊肿，都需要手术吗？

答：不一定，要根据囊肿的性质和大小决定。

卵巢囊肿，顾名思义就是卵巢长了一个像囊袋一样的"包包"，里面多为液体状。卵巢囊肿分为生理性囊肿和病理性囊肿。生理性囊肿与月经周期关系密切，多数情况下，2~3 次月经后可自行消失。而病理性囊肿是不能自然消退的，从广义上说，它属于卵巢肿瘤的一种。但是，不要听到肿瘤就害怕，因为绝大部分病理性囊肿

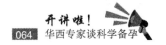

是良性的。

如果直径比较小的病理性囊肿，无腹胀、腹痛、阴道流血等，肿瘤标志物也正常，考虑良性囊肿可能性大，通常建议随访观察。如果囊肿直径超过 5 cm 或者短期内迅速长大，这时就需手术治疗了，毕竟在身体里那么大一个囊肿，多少还是有些风险的，如发生囊肿破裂、扭转、感染等，甚至可能发生恶变。

90. "巧囊"是什么？

答：一种因囊液似巧克力样而命名的卵巢囊肿。

正常情况下，子宫内膜只在子宫腔内存在，如果内膜组织不在子宫里待着而"跑"到其他位置，就称为"子宫内膜异位症"。异位到子宫腔以外的内膜和正常的内膜一样，也受性激素影响，随月经周期出现脱落而出血，形成异位病灶。如果异位的内膜"跑"到卵巢，陈旧性积血就聚集在卵巢内形成囊肿，由于陈旧性积血呈咖啡色黏稠液体，似巧克力样，故俗称"卵巢巧克力囊肿"，简称"巧囊"。"巧囊"对女性生殖功能是有不良影响的，可能会导致不孕。如果有痛经，加上超声发现"巧囊"，建议及时到医院就诊，进行药物或手术治疗，囊肿过大，也可能发生破裂，引起腹痛等急腹症症状。

91. "巧囊"对怀孕有影响吗?

答:有影响,可能会引起不孕。

研究数据显示,子宫内膜异位症患者发生不孕的概率高达40%,"巧囊"是子宫内膜异位症中引起不孕的主要病理类型,占比为17%~44%。但是,"巧囊"患者也不是都会发生不孕,还是有机会自然怀孕的。

一般来说,如果囊肿小,痛经不严重,也没有不孕的病史,是可以尝试自然受孕的。但在试孕过程中要定期复查彩超、血CA125(肿瘤标志物的一种)水平。如果试孕半年都没有成功,或者囊肿直径≥4 cm且痛经严重,这时就该找医生评估了,决定是手术治疗还是辅助生殖助孕。

一般怀孕后就不用担心"巧囊"了,因为孕期"巧囊"基本不会再长大,甚至会缩小。

92. 宫颈糜烂是病吗?

答:宫颈糜烂不是病!

宫颈糜烂不是指宫颈组织发生溃烂,而是一种生理性改变。在女性发育成熟、月经来潮后由于雌激素的影响,宫颈内口的细胞向外蔓延,肉眼看上去呈现红色的"糜烂"样,其实并不是真正的糜烂,不用过度担心哦。

要注意的是,有一小部分的宫颈糜烂是病理性的改变，比如宫颈炎、宫颈上皮内瘤变、宫颈癌也可能使宫颈看起来呈糜烂样的外观，而医生是很难仅仅通过肉眼来鉴别的，所以需要定期进行宫颈癌筛查。

93. 同房出血就是宫颈癌吗？

答：不一定。

同房出血的原因大体上可首先分为生理性和病理性两大类。

生理性出血的原因主要包括：处女膜损伤、经期前后同房出血、排卵期出血等。

病理性出血的原因包括阴道裂伤，宫颈子宫内膜异位症，宫颈息肉，宫颈癌前病变，宫颈癌等，生殖系统炎症（如阴道炎、宫颈炎、子宫内膜炎症），怀孕初期同房，其他（如药物流产、人工流产术后同房过早、产后同房过早、宫内节育器位置异常等）。

所以，出现同房出血不要过分紧张，因为并不一定是宫颈癌，但是也要及时去医院就诊，排除宫颈病变，以免耽误病情。

94. 以前做过宫颈锥切术，对怀孕有影响吗？

答：绝大部分是没有影响的。

数据显示，宫颈锥切后大部分患者的宫颈机能是没有明显影响的，尤其是病变范围小且浅的患者，但可能会导致部分女性宫颈机能不全，从而增加晚期流产、早产等风险。同时，由于术后宫颈黏液分泌减少，减弱天然屏障，增加感染风险，导致胎膜早破等风险增加。不过宫颈机能是否降低，受到多方面因素的影响，包括锥切的手术方式、锥切的深度和范围、术后妊娠间隔时间等。

目前没有有效的预防措施提前预防锥切术后导致的流产、早产。为了降低锥切术对妊娠的影响，最应该做的是术前充分评估病情，选择合适的手术方式及手术范围，严格遵循术后避孕时间建议。

95. 同房之后的外阴疼痛会影响怀孕吗？

答：一般来说，对怀孕没有影响。

同房时可能发生外阴擦伤，及时用清水清洗干净就可以了，通常两三天擦伤会自行愈合。若是有活动性出血，就需要就医处理了。

外阴的炎症也可能引起同房后外阴疼痛，这可能和一些物理、化学因素的刺激有关，譬如用了新款的安全套或润滑剂，或是同房之后没有及时清洗，分泌物长时间刺激外阴而诱发。因此，同房后要及时清洗，以减少分泌物对外阴的长时间刺激而引起不适。

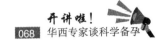
96. 感觉"下面"不舒服可以自行用药吗?

答:不建议自行用药哦。

感觉"下面"不舒服,有多种原因。一是生理情况,阴道分泌物增多,排卵期分泌物增多是正常现象。二是病理情况,比如阴道分泌物增多,由阴道炎症引起,分泌物会变成黄绿色、豆渣样、泡沫状,甚至呈脓性,或者带有鱼腥味,可伴有瘙痒。

不同的病原体引起的阴道炎需要对症下药。及时就医,检查清楚后再使用合适的药物治疗。切莫病急乱投医,在网上或是药店自行买药,不然不仅没有效,还可能耽误治疗,加重症状。

97. 小阴唇不对称,会影响生育吗?

答:不会。

小阴唇不对称,并不意味着一定有发育的异常。小阴唇的大小并不会影响女性正常的性功能和生殖功能。对于这一点,姐妹们、女孩儿的妈妈们可以放一百个心了。

但是,肥大的小阴唇可能会在日常的生活中给女孩们制造一些小麻烦,比如久坐、走路、跑步、骑车时,或者在经期使用卫生巾,因为局部受到挤压和摩擦而感到不舒服甚至疼痛。还有些女孩子会对阴唇的外形和美观有心理负担，如果真的有需求，可以到医院寻求专业医生的帮助，通过小阴唇的整形手术来矫正。

98. 感觉阴道炎不严重，可以直接备孕吗？

答：建议阴道炎治愈后再备孕。

阴道炎主要是由阴道内有益和有害微生物的不平衡造成的，其类型包括细菌性阴道炎、霉菌性阴道炎、滴虫性阴道炎等。

（1）阴道炎的异味、瘙痒、分泌物多等症状不仅影响日常的生活，还会影响性生活的质量，出现性交痛、小便刺痛等。

（2）同房后精子经过阴道时，里面紊乱的环境可能直接影响它的活力，降低受孕率。

（3）如果孕前没有治愈阴道炎的话，怀孕后由于体内激素的变化，阴道的环境更加适合有害微生物的生长繁殖，同时孕期治疗用药也会受到限制，会导致阴道炎反复发作，增加流产、早产、胎膜早破、新生儿感染等风险。

所以，发现阴道炎，建议治愈后再备孕。

99. 外阴出现的不疼的"小包包"，影响怀孕吗？

答：通常对怀孕没有影响。

外阴出现的不疼的"小包包",最常见的是外阴毛囊炎和前庭大腺囊肿。

外阴毛囊炎是外阴毛囊感染形成的炎症。毛囊口周围的皮肤红肿,有时会形成单个"小包包",可能会伴有瘙痒、轻微的疼痛。摩擦、潮湿、高温、多汗、月经都可能诱发毛囊炎。女性外阴两侧叫前庭大腺的腺体,如果腺管开口被堵塞,就会形成前庭大腺囊肿,可以在一侧大阴唇摸到边界比较清楚的"包包"。其他疾病如皮脂腺增生、尖锐湿疣、扁平湿疣、脂肪瘤、皮脂腺囊肿等等也可能出现外阴长"包包"的情况。

这些"小包包"通常对同房是没有影响的。如果没有感染,对生活没有影响,症状不重,注意穿着宽松,及时换洗内裤,保持外阴清洁和干燥,避免搔抓引起感染,减少摩擦就可以了。如果"小包包"长大、反反复复、经久不愈,红肿和疼痛加重,甚至呼之欲破,就需要来医院就诊了。

100. 上一胎有妊娠期糖尿病,影响再次备孕吗?

答:可能有影响,这取决于上次分娩后血糖控制和监测情况,以及相关风险因素。

上一胎出现过妊娠期糖尿病(GDM)的女性,再次怀孕时发生 GDM 的风险会增加,尤其是未在分娩后 42天做 75 g 口服葡萄糖耐量试验(OGTT)检查,也未定期监测血糖的女性。目前 GDM 没有特别有效的预防方法，但再次备孕前养成健康的生活习惯，能够在一定程度上降低 GDM 的发生。

首先是到正规医疗机构或孕前保健科评估血糖，如存在糖耐量异常，建议到内分泌科就诊，改善糖代谢异常后再备孕。

备孕期间控制热量、少食多餐，选择低糖食物和水果、补充维生素 C 和蛋白质，戒掉高糖高脂食物，少吃油炸食品、腌制品。避免久坐不动，孕前建议每周进行至少 5 次、每次 30 分钟以上的中等强度运动。对于肥胖减重困难的女性，可考虑在内分泌科、营养科、运动医学科等多学科帮助下，减重后再备孕。

101. 上一胎有妊娠期高血压，影响再次备孕吗？

答：可能有影响，取决于上一胎产后血压控制情况和相关风险因素。

妊娠期高血压疾病（HDP），顾名思义，就是妊娠与血压升高并存的一组疾病，是产科常见的并发症，也是悬在孕产妇头上的一把利刃。大部分患者在产后血压会逐渐恢复正常，但也有小部分患者在产后 6 周后血压仍偏高，即可能存在慢性高血压。即使产后复查血压已经恢复正常，HDP 患者以后发生高血压的风险也高于正常人群。因而一旦再次妊娠，不管孕前血压是否正常，再次发生 HDP 的风险高，尤其是孕前就有高血压的患者，孕期发生 HDP 的程度可能更严重，极大威胁着母婴生命健康。所以，既往 HDP 患者，特别是已存在慢性高血压，需要在孕前严格评估血压、调整药物和调整生活饮食习惯，来降低 HDP 风险。

102. 上一胎有妊娠期"胆淤"，影响再次备孕吗？

答：可能有影响。

妊娠期"胆淤"，医学上全称妊娠期肝内胆汁淤积症（ICP），主要表现为孕晚期出现皮肤瘙痒和血胆汁酸增高，该病对妊娠最大的危害是难以预测的胎儿突然宫内死亡。

上一胎有 ICP 的女性，再次怀孕后发生 ICP 的风险大，有报道再发率为 40%～70%。遗憾的是，目前没有有效的预防方法。但是，我们仍然应该做好常规的孕前评估和准备，让身心处于更适宜妊娠的状态，再次怀孕后早筛查、早评估、早干预，尽量降低 ICP 的再发风险。

103. 上一胎有前置胎盘，影响再次备孕吗？

答：可能有影响，再次妊娠发生剖宫产子宫瘢痕妊娠、前置胎盘和胎盘植入的风险增加。

如果胎盘长的太靠近宫颈内口，甚至覆盖了宫颈内口，就会在分娩时挡住胎儿出来的通道，这种情况医学上称为前置胎盘。

上一胎是前置胎盘的女性，大部分进行剖宫产终止妊娠，再次妊娠时，受精卵可能着床于子宫切口瘢痕处，就形成了剖宫产子宫瘢痕妊娠，简称瘢痕妊娠。随着孕周的增加，瘢痕妊娠常会出现子宫破裂、大出血等严重并发症，甚至危及生命。即使少数成功妊娠至孕晚期，胎盘生长到子宫肌层的风险也会增加，也就是医学上的胎盘植入。胎盘植入的风险高于前置胎盘，发生阴道流血甚至切除子宫的风险也增加，这些都严重威胁着母婴的安全，若发现瘢痕妊娠，建议及早终止妊娠。此外，无论是否是瘢痕妊娠，上一胎是前置胎盘的女性再次妊娠后，后期发生前置胎盘和胎盘植入的风险也明显高于正常人群。

因此，既往有剖宫产史的女性，有备孕需求时应到正规医疗机构或孕前保健科室就诊，做好备孕前的常规评估和准备，孕期定期产检，为母婴健康保驾护航。

（黄薇，王秋毅，刘畅）

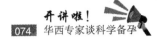
（二）内外科疾病那些事

104. 甲状腺功能减退症（甲减）影响怀孕吗？

答：可能有影响，要由专科医生进行风险评估。

甲状腺功能减退症简称甲减，常见的病因包括自身免疫性甲状腺炎、甲状腺手术后和甲状腺功能亢进碘治疗后。甲减可能引起女性月经紊乱和闭经，甚至导致不孕。

若怀孕前甲状腺功能没有控制好，怀孕期间发生流产、早产、妊娠期高血压疾病、低出生体重儿和死胎等风险均可能增加。同时，还可能影响孩子的神经智力发育和运动能力等。因此，要到专科进行风险评估。

105. 患有甲减的女性如何备孕？

答：需坚持专科治疗，评估甲状腺功能情况，及时调整左甲状腺素剂量。

确诊甲减后应至内分泌专科进行规范治疗，遵医嘱服用左甲状腺素片，定期复查甲状腺功能，及时调整药物剂量。孕期应根据专科医生医嘱动态监测甲状腺功能并及时调整药物剂量。

106. 甲状腺功能亢进症（甲亢）影响女性怀孕吗？

答：可能有影响，要由专科医生进行风险评估。

甲状腺功能亢进症简称甲亢，控制不良可能会导致孕妈妈发生妊娠期高血压疾病、甲亢危象、充血性心力衰竭，增加宝宝流产、早产、低出生体重、宫内发育迟缓、死胎等风险。

107. 患有甲亢的女性如何备孕？

答：需坚持专科治疗，待病情稳定后再怀孕。

患甲亢的备孕女性，建议到内分泌科治疗，最好在甲状腺功能正常且病情平稳后妊娠。正在接受抗甲状腺药物（ATD）治疗，复查甲状腺功能指标达到正常范围的妇女，停 ATD 或应用最小剂量 ATD 情况下可以怀孕。如不能停 ATD，建议计划妊娠前停用甲巯咪唑（MMI），改换丙硫氧嘧啶（PTU）。

108. 甲状腺癌治疗后可以怀孕吗？

答：可以怀孕，但是要在治疗半年至一年后。

甲状腺癌患者的总体预后较好，术后妊娠也没有增加肿瘤复发的风险，所以对于通过手术治疗或者[131]碘治疗的患者，在确保肿瘤没有复发和身体各项指标都处于正常的情况下，是可以怀孕的。

只是需要注意的是，不管是手术治疗，还是 ^{131} 碘治疗的患者，治疗后一般都处于甲减状态，必须终生服用左甲状腺素片，建议治疗后半年至一年的时间使身体状态和促甲状腺素（TSH）稳定后再怀孕。同时，也不用担心 ^{131} 碘的辐射效应，因为经过半年至一年的时间辐射效应也基本消失了。

所以，不管是哪种治疗方式，一般经过半年至一年的积极调理就可以怀孕。

109. 高血压影响女性怀孕吗？

答：可能有影响，要由专科医生进行风险评估。

高血压女性在怀孕期间发生心脑血管意外、子痫前期、胎盘早剥甚至死亡的风险都大大增加，在产时、产后发生心脑血管意外的概率也会增加。另一方面，胎儿发生流产、胎儿生长受限、早产甚至胎死宫内的风险也会增加。所以，高血压女性一定要在专科医生指导下确定是否能够怀孕，并在血压得到有效控制后再怀孕。

110. 患有高血压的女性如何备孕？

答：鉴于高血压对女性怀孕有很大影响，备孕时请紧跟以下三部曲哦。

（1）孕前评估

患慢性高血压但无明显并发症的女性，待血压控制后可怀孕。血压控制不佳或患严重高血压（血压 ≥ 160/110 mmHg），尤其并发肾功能不全、心脏扩大、冠状动脉硬化的女性，不宜怀孕。

（2）调整药物

备孕女性应停用具有致畸作用的降压药，包括血管紧张素转换酶抑制剂（如卡托普利）或血管紧张素Ⅱ受体拮抗剂（如厄贝沙坦），改为肾上腺素能受体阻滞剂（如拉贝洛尔）或钙离子拮抗剂（如硝苯地平）。使用安全的降压药控制血压后方可怀孕。

（3）生活干预

需要调整生活方式，减少钠盐摄入、增加钾摄入，在医生指导下适量运动，中等强度的有氧运动即可，如快走、慢跑、骑自行车、游泳等。另外，对于体重偏重的女性，最好通过控制饮食和加强运动来控制体重，控制体重后再怀孕。

111. 糖尿病影响女性怀孕吗?

答：可能影响，主要取决于血糖控制的情况和有无脏器功能损害。

如果糖尿病患者的血糖没有严格控制，在孕早期，发生流产的风险会增加；在中晚孕期，发生感染、子痫前期、早产、羊水过多等风险大大增加。对于宝宝来说，发生胎儿畸形、巨大儿，新生儿低血糖、病理性黄疸等风险均增加。因此，孕前和孕期的血糖管理是关键。

112. 患有糖尿病的女性如何备孕？

答：需要充分评估、调整药物及生活方式后怀孕。

（1）孕前评估

控制好血糖指标是糖尿病患者备孕的必要条件。确诊为糖尿病、糖耐量异常或有妊娠期糖尿病史的备孕女性应接受孕前咨询，评估孕前血糖水平及有无糖尿病并发症，如糖尿病肾病、糖尿病视网膜病变、心血管疾病及神经病变等，明确是否适宜怀孕。

（2）调整用药

在降糖药物选择方面，胰岛素是孕期血糖管理的不二选择，一方面可以更好地控制血糖，另一方面可以避免口服药物导致先天畸形的潜在风险。所以，对于使用口服降糖药的女性，在孕前建议更换为胰岛素治疗，待血糖控制平稳后再怀孕。同时注意控制血压。

（3）生活干预

建议孕前每周进行 150 分钟左右中等强度的运动（如快走），可增加机体对胰岛素的敏感性，还需了解不同食物对血糖的影响并制定适合自己的食谱，对于体重偏重的女性，建议在怀孕前先减重。

113. 先天性心脏病影响女性怀孕吗？

答：可能影响，备孕前必须由专科医生评估风险。

怀孕后孕妈妈的循环系统会出现一系列的变化，包括全身血容量增加、心率加快、血液高凝状态等，这些变化将增加先天性心脏病患者发生并发症的风险，如心力衰竭、肺水肿、心律失常、血栓等，也会增加胎儿发生宫内发育迟缓、颅内出血、流产等风险。

因此，对于先心病的女性来说，怀孕可能是性命攸关的事，需要先由专科医生进行相关检查评估心功能后，再决定能否怀孕。

114. 患有先天性心脏病的女性如何备孕？

答：需专科医生评估风险后方可备孕。

一般来说，心功能Ⅰ、Ⅱ级，病情稳定情况下专科评估后可以怀孕；心功能Ⅲ、Ⅳ级孕产妇死亡率高，不宜怀孕。

此外，先天性心脏病可能存在遗传因素，经专科医师评估后可以妊娠的女性，需加强孕期保健，必要时进行相关遗传学检测，评估子代再发风险。

115. 系统性红斑狼疮影响女性怀孕吗？

答：可能影响，要由专科医生进行风险评估。

风湿免疫系统疾病中有些疾病好发于育龄期女性，如系统性红斑狼疮（SLE）。这类疾病一般不影响生育能力，但如果这部分女性怀孕了，体内激素的变化可能加重病情，因此应该有计划的怀孕。

通常建议 SLE 患者病情尚未缓解时采取可靠避孕措施，否则有发生流产、死胎、胎儿宫内发育迟缓、子痫前期、子痫和诱发母体病情恶化的风险。

116. 患有系统性红斑狼疮的女性如何备孕？

答：大多数 SLE 患者在以下几个条件同时具备时，经专科评估后可以妊娠。

病情稳定≥1 年；细胞毒免疫抑制剂（如环磷酰胺、甲氨蝶呤）停药半年；无重要脏器（如肾脏功能）损害；仅用小剂量激素（≤10 mg/d）维持治疗。

117. 肾脏疾病影响女性怀孕吗？

答：可能影响，导致肾脏疾病的原因很多，经专科医生评估后决定。

怀孕可能会加速某些肾脏疾病的进展，某些肾脏疾病也可能会导致孕期并发症和不良结局的发生，应当谨慎评估、安全备孕。

118. 患有肾脏疾病的女性如何备孕?

答:视不同身体状况而定。

(1) 满足以下几点可以怀孕:慢性肾脏病分期较早(1~2 期)的女性;血压控制在正常范围内;血糖控制良好,且尿蛋白定量 <1.0 g/24 h(至少 6 个月)。

(2) 如果不满足以上条件,或存在以下的任何一项都不建议怀孕:活动性狼疮性肾炎;正在接受透析治疗;肾移植后 1~2 年;经医生评估后暂时不建议备孕的其他情况。

(3) 对于长期服用具有潜在致畸的免疫抑制药的肾脏疾病女性,若计划怀孕,至少提前 6 个月转诊至专科医生处将药物过渡到安全的替代方案,且保证疾病处于稳定期方可考虑怀孕。

119. 哮喘影响女性怀孕吗?

答:可能有影响,根据导致哮喘原因、是否用药及控制情况,由专科医生进行评估。

如果哮喘没有控制好就贸然怀孕,可能导致哮喘的反复发作或加重,对准妈妈和宝宝都会造成不良的影响。

120. 患有哮喘的女性如何备孕?

答:病情控制后再备孕,同时注意避免接触过敏原。

　　患有哮喘的女性有备孕需求时，请一定先前往正规医疗机构专科就诊，待哮喘病情控制后备孕。即使是正规治疗后已经停药的患者，备孕前也应该再次到专科门诊评估病情。

　　对于患有哮喘的备孕期女性，应该主动避免某些会造成哮喘发作加重的因素，例如香烟、霉菌、尘螨、动物皮屑、蟑螂以及其他环境中的过敏原。同时，应该了解一些与哮喘相关的健康教育知识，密切关注自身病情变化，及时规范治疗，学会如何应急处理哮喘急性发作。

121. 肺结核影响女性怀孕吗？

　　答：可能影响，取决于肺结核分类及治疗情况，由专科医生评估后决定。

　　肺结核，俗称"肺痨"，是结核分枝杆菌感染人肺部引起的一种慢性传染病。肺结核患者经过正规治疗治愈后，建议间隔 6 个月再怀孕，原因如下：

　　（1）治疗结核病疗程较长，药物在体内长期积聚，停药后需要一定时间代谢，过早怀孕容易造成胎儿畸形。

　　（2）结核病治愈后，身体状态还需要一定的时间恢复，应加强营养。过早怀孕会增加身体负担，可能导致疾病复发或流产。

　　（3）结核病虽然复发率低，但停药后仍需观察一段时间，如有复发还要继续治疗，如果过早怀孕不但影响治疗，还会对胎儿不利。

切记：结核活动期或者有严重器官功能损伤者，不宜怀孕。

此外，结核分枝杆菌也可以引起女性生殖器炎症，称为生殖器结核，这也是导致女性不孕的重要原因之一。

122. 患有肺结核的女性如何备孕？

答：评估肺结核对生殖系统和肺功能的影响后再决定。

结核分枝杆菌可能造成输卵管、卵巢和子宫内膜的损伤，是引起不孕的"隐形杀手"，因此，备孕前需根据月经情况、超声和子宫输卵管造影来综合评估是否有生殖系统受损，甚至可以采用宫腔镜排除宫内膜结核。除此之外，肺结核虽可治愈，但部分患者可能已经存在肺功能受损的情况，所以，还需要评估肺功能损伤的程度。

123. 最近体检发现血脂高，影响怀孕吗？

答：可能影响，要由专科医生进行风险评估。

女性在怀孕期间血液本来就处于高凝状态，若血脂过高，会进一步增加血液的黏稠度。这一变化可能增加血栓发生的风险，诱发急性胰腺炎及多种妊娠期并发症，如妊娠期高血压疾病、妊娠期糖尿病、妊娠期肝内胆汁

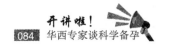

淤积症等。另外，孕妈妈血脂高，下一代患心血管疾病的风险也会增加。

124. 血脂高的女性如何备孕？

答：健康生活方式干预并到内科评估后再决定。

近30年来，我国居民血脂水平逐步升高，血脂异常患病率明显增加。2018年，我国18岁及以上成人血脂异常总体患病率高达35.6%。高脂血症是高血压、糖尿病、冠心病、脑卒中的重要危险因素，长期高血脂可导致动脉粥样硬化，增加心脑血管疾病的发病率和死亡率。

健康生活方式干预是全球公认的高脂血症防治策略。建议高血脂人群少吃富含胆固醇的食物（如肥肉、各种内脏等）、富含反式脂肪酸的食物（如油炸食品、酥皮食品、糕点等）、富含饱和脂肪酸的食物（如牛油、羊油、棕榈油、猪油等）、精细粮（如馒头、米饭等）、高糖食物等。同时，在无禁忌的情况下，保持适量运动对于高血脂也有益处。

当然，备孕前发现血脂高，要进行健康生活方式干预，同时也建议到专科门诊就诊，必要时治疗后再备孕。

125. 最近体检发现肝功能异常，影响怀孕吗？

答：可能影响，导致肝功能异常原因及异常程度，由专科医生进行评估。

肝脏是人体的大型化学加工厂，它负责我们身体内许多物质的合成、分解。如果肝脏功能异常，则会影响一系列物质的代谢，进而对全身产生不良影响。

肝功能异常是很多疾病都有可能出现的一种实验室检查结果。最常见的病因有饮酒过量、药物使用、病毒感染、免疫反应和食用被污染的食物等。当然，偶尔的肝功能异常也可能是抽血前一天喝过酒、熬夜、油腻饮食或是运动过量导致的。

126. 肝功能异常的女性如何备孕？

答：到内科评估后再决定。

当发现肝功能异常时，及时到医院就诊，积极查找病因，并对症治疗。可在肝功能恢复正常、病因得到去除或者病情控制后经专科评估可以怀孕时再备孕。

127. 最近体检发现脂肪肝，影响怀孕吗？

答：可能影响。

脂肪肝的分级不同，对怀孕的影响不同。轻、中度脂肪肝且肝功能和血脂正常时，一般对怀孕无影响，可以备孕。

重度脂肪肝，不建议立即怀孕，原因如下：

（1）重度脂肪肝如果不及时治疗，可能发展成严重的疾病，如脂肪性肝炎、肝硬化，甚至肝癌。

（2）怀孕期间各种激素水平的增加会加重肝脏负担，导致发生严重并发症的风险增加，如出血、肝性脑病、脑水肿、肾衰竭、胎盘功能不全和胎儿缺氧等。

（3）大多数治疗脂肪肝的药物在孕期使用可能会增加胎儿致畸的风险。

128. 患有脂肪肝的女性如何备孕？

答：调整饮食、科学运动、避免不必要的用药、定期复查。

脂肪肝是各种原因引起的脂肪在肝细胞内堆积过多造成的，与肥胖、高脂饮食、饮酒等有关。

轻、中度脂肪肝且肝功能和血脂正常的情况下，在备孕期间需要特别注意：

（1）合理饮食

注意饮食规律均衡，忌烟酒，既要避免暴饮暴食增加肝脏负担，又要避免过度节食。

（2）在无禁忌情况下，采用中等量有氧运动（如骑自行车、快速步行、游泳、跳舞等）及中等阻力肌肉运动（如举哑铃，使用弹力带等）改善体重指数。

（3）建议筛查是否合并糖耐量异常、糖尿病、高血压，如存在应积极采取措施。

如果是重度脂肪肝患者，为了母婴的健康，建议先到专科治疗好转后再备孕。

（蒲杰，胡婷，刘希婧，王秋毅）

（三）不孕那些事

129. 反复检查都没有发现不孕原因，难道真的是运气不好？

答：不是的，并不是所有不孕都能找到原因哦。

这一部分人的情况，我们医学上称为"不明原因不孕"，是指经过不孕症常规评估后仍无法确定不孕病因的情况，占不孕症的 10%～30%。

不明原因不孕并非没有原因，只是影响因素比较复杂，采用目前的常规检测手段很难确诊，如免疫因素、潜在的精子/卵母细胞质量异常、受精障碍、子宫内膜异位症、隐形输卵管因素、宫内疾病、遗传缺陷等。

130. 久备不孕，夫妇双方都要做检查吗？

答：是的，夫妇双方都要检查哦。

生孩子绝不仅仅是女人的事，爸爸的精子质量不好，也会引起不孕不育，影响孩子的健康。男方查精液简单、方便，可以了解男性精子形态和活力，也是评估男性生育力的初筛方法。注意：检查精液要求在排精后 2~7 天内到医院取精检查。

女方检查内容较多，首先是妇科查体和阴道超声检查，可以帮助发现子宫、输卵管及卵巢等发育状况及相关疾病。同时检查性激素和甲状腺功能，高龄（≥35岁）女性还应该评估卵巢储备功能。

此外，盆腔输卵管因素是导致女性不孕的常见原因，目前常用的检查方法是子宫输卵管碘油/碘水造影或者子宫输卵管超声造影，评估宫腔形态和输卵管通畅情况。

131. 彩超看到好多卵泡，是多囊卵巢综合征吗？

答：卵泡数量多，不一定是多囊卵巢综合征。

如果 B 超提示一侧或双侧卵巢中 2~9 mm 的卵泡大于等于 12 个，或者卵巢体积大于等于 10 ml，这样的卵巢叫作多囊卵巢，或者卵巢多囊样变，是 B 超的描述。20%~30%的正常育龄期女性可出现卵巢多囊样变。

多囊卵巢综合征除了有 B 超下卵巢多囊样变外，往往还有月经紊乱（月经稀发或不来月经）、雄激素过高的症状（如多毛、痤疮）等临床表现，或检测到血中雄激素水平升高。

所以，卵巢多囊样变 ≠ 多囊卵巢综合征，需要综合评估诊断。

132. 多囊卵巢综合征会影响怀孕吗?

答:会的。

多囊卵巢综合征(PCOS)是育龄期女性最常见的妇科内分泌代谢紊乱性疾病。PCOS 意味着没有卵子排出或者排卵次数稀少,从而不易受孕,所以不孕是 PCOS 患者突出存在的问题之一。

即使好不容易怀孕了,PCOS 患者自然流产的风险也比普通女性明显增加。同时,患有 PCOS 的孕妇的相关并发症和宝宝发生一些疾病的风险也比普通女性高。

可见,PCOS 可以在多个阶段影响准妈妈和宝宝。

133. 多囊卵巢综合征怎么备孕?

答:调整生活及饮食习惯,纠正内分泌代谢紊乱,必要时促排卵。

对于有怀孕需求的 PCOS 女性,应先到医院进行评估,了解当前的内分泌、代谢状况,对症处理。

(1)生活方式干预,这是非常关键的一步,特别是对于肥胖、月经稀发、高雄激素症状者,干预方式包括调整饮食结构、限制热量摄取、加强体育锻炼、保持良好情绪等。

(2)根据是否存在内分泌和代谢问题,由专科医生给予对应的药物治疗。

在减重、纠正内分泌代谢紊乱后，有的患者可以恢复排卵而自然受孕。对于治疗后没有恢复排卵的女性，医生也可能会采用促排卵药物进行治疗。

PCOS女性怀孕后一定要注意预防流产（如加强黄体支持等）、定期产检。

134. 宫腔粘连会引起不孕吗？

答：可能会。

宫腔粘连是指由于子宫腔受到创伤导致子宫内膜受损，宫腔失去正常形态，内膜发生纤维化而形成瘢痕。简单来说，就是整个宫腔的空间和环境都受到影响，不适合受精卵"生根发芽"，这就可能导致不孕。当然，也有强壮的受精卵会在贫瘠的土壤里扎根，当内膜无法提供足够的养分时，这又可能导致胚胎停育和自然流产，中晚孕期还会增加前置胎盘、胎盘植入的风险。

135. 宫腔粘连一定要手术后才能备孕吗？

答：是的。

宫腔粘连对妊娠有不良影响，因此建议进行宫腔镜分粘术。宫腔镜分粘术是目前治疗宫腔粘连最常用的方法，术后根据粘连严重程度进行药物替代等辅助治疗。不过手术仅能恢复宫腔形态，术后复发风险高，并且手术对于内膜的纤维化也是无能为力的。宫腔粘连患者术后的妊娠结局与粘连程度密切相关，病变程度越轻，术后妊娠率越高，对于重度粘连，医生都倍感无力。所以，一定要注重预防，减少不必要的宫腔操作。

136. X 光和彩超，哪种检查输卵管的方法更好？

答：各有利弊，适合的就是最好的。

目前临床上输卵管通畅度的检查方法包括子宫输卵管造影术、子宫输卵管超声造影术。

子宫输卵管造影术是临床最常用的检查方法。在操作过程中使用了 X 线来记录造影剂在宫腔、输卵管的显影情况，能留下永久性的图片资料，是名副其实的"有图有真相"。由于其价格便宜且操作方便等特点，被认为是输卵管通畅度检查的首选方法。

子宫输卵管超声造影术与子宫输卵管造影术的区别在于通过超声来检测造影剂在宫腔、输卵管的情况，此方法对超声医生的经验依赖性较高，对 X 光放射性有顾虑的女性来说，这是个不错的选择。

137. 输卵管"路不通"，该怎么办才能怀孕？

答：可以手术复通或者尝试试管婴儿。

输卵管为女性生殖系统中一对细长而弯曲的肌性管

道，每根输卵管由近到远分为间质部、峡部、壶腹部和漏斗部四部分，形态从细到粗。

不同部位和不同程度的输卵管病变，手术成功概率和术后妊娠率大相径庭。输卵管近端不通的患者手术成功率和术后妊娠率低，故直接选择试管婴儿可能会少走一些弯路。远端轻度粘连的患者术后妊娠率大大高于其他类型不通者，所以，对于输卵管远端轻度粘连的患者来说手术是一个不错的选择。

138. 同样是解决输卵管问题，为什么医生总有 Plan B？

答：因为除了输卵管，医生还需要评估其他因素。

输卵管很重要，但并非是不孕的唯一因素，医生还需要综合考虑女性年龄、卵巢功能、子宫问题及男性精子质量这些因素。此外，夫妇对治疗后怀孕等待时间、治疗费用以及对手术和试管婴儿的接受程度也会影响治疗方案的选择。

俗话说得好，不管白猫黑猫，捉到老鼠就是好猫。对于输卵管不通的女性朋友，经过正规评估后，不管手术还是试管，能帮你顺利怀孕的就是好方案。

139. 没查到不孕的原因，怎么备孕？

答：期待治疗或积极治疗。

期待治疗是指继续规律的、不避孕的性生活和健康的生活方式，调整好心态，可能再等段时间就怀孕了。积极治疗是指积极采取各种帮助怀孕的措施，包括腹腔镜、促排卵治疗、宫腔内人工授精和试管婴儿。

至于该选择期待治疗还是积极治疗，一般需要医生综合夫妇的年龄、不孕的年限、生育需求迫切性等因素来制订个性化的、适宜的治疗方案。

面对不明原因不孕，不要气馁和沮丧，积极配合医生进行治疗，让我们共同等待新生命的到来。

140. 哪些情况应该做试管婴儿？

答：女性和男性因素导致的不孕，以及夫妇存在一些遗传因素时。

试管婴儿主要是帮助精子和卵子在体外结合形成胚胎，并且将胚胎移植回子宫里，起到一个为精卵结合牵线搭桥的作用。它可以解决：

（1）女性因素

如输卵管粘连或阻塞、排卵障碍及子宫内膜异位症等所导致的不孕。

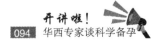

（2）男性因素

如严重少、弱、畸精子症甚至梗阻性无精子症导致的不孕。

（3）夫妇染色体异常或携带致病基因

通过筛选胚胎遗传物质，选择未受累的胚胎进行移植，达到生育健康后代的目的。

所以，有以上三类情况的夫妇都可以考虑做试管婴儿来孕育新生命。

141. 一代更比一代强，第三代试管婴儿更好吗？

答：不同的试管婴儿技术，是针对不同的适应证，医生会根据具体情况提供建议。

（1）"第一代试管婴儿"，医学全称叫作"体外受精—胚胎移植"，它是将成熟卵子和处理过的精子，放入培养液里相处，培养"感情"，体外形成胚胎后再移植到女方的子宫内。主要应用于女性因素导致的不孕，包括盆腔因素及排卵障碍等。

（2）"第二代试管婴儿"，医学全称叫作"卵胞浆内单精子显微注射—胚胎移植"，它是通过人工挑选活力和形态相对较好的精子，再将单个精子注射到单个卵细胞内，体外培养，形成胚胎后再移植到女方的子宫内。主要适用于男性因素，如严重少、弱、畸精症等。

（3）"第三代试管婴儿"，医学全称叫作"胚胎植入前遗传学检测"，它是在胚胎植入前对胚胎进行遗传学检测，分析胚胎是否有遗传物质异常，以期筛选出健康的胚胎，防止遗传病传递。主要针对遗传因素高风险夫妇，适用于染色体异常的夫妇或是有家族单基因遗传病的患者。

142. 取卵后精子和卵子不结合，原因有哪些呢？

答：与卵子和精子可能都有关系。

卵子与精子能成功结合是妊娠的第一步。精卵结合是一个复杂的过程。临床上受精失败的原因是多方面的，如精子异常（活力及形态异常、顶体功能异常甚至精子染色体异常等），也可能是卵子的因素（如卵子透明带增厚、卵母细胞缺乏结合受体、卵子能量不足等），有一些原因是目前的检测手段无法明确的。

143. 卵巢早衰还有生育机会吗？

答：可以考虑赠卵助孕。

卵巢早衰是指女性在 40 岁前出现卵巢功能衰竭，表现为促性腺激素水平升高（FSH > 40 U/L）和雌激素水平降低，并伴有不同程度的围绝经期症状，根据这个定义我们就可以知道此时的卵巢已经没有卵子，因此，能够生育的概率几乎为零。

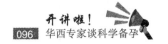

　　我国相关规范中明确规定接受赠卵的适应证：丧失产生卵子的能力；女方是严重的遗传学疾病携带者或患者；具有明显的影响卵子数量和质量的因素。所以，卵巢早衰是符合赠卵的适应证的。

（黄薇，王秋毅）

（四）生育力保存的那些事

144. 为什么要做生育力保存呢?

　　答：为未来存储希望，留下希望的种子，给生育上个保险。

　　女性生育力保存就是把女性的卵巢、卵子或者胚胎低温冷冻保存下来，以备以后不时之需，目前主要应用于年轻的恶性肿瘤患者。每一个健康出生的宝宝都是得益于妈妈有一颗健康的卵子。卵子在卵巢中是以卵泡的形式存在，然而卵子是一种不可再生的细胞，会随着年龄的增大而逐渐减少。娇弱的卵子对肿瘤的放、化疗治疗是相当敏感的。卵子是人类繁衍的稀缺资源，手术或放、化疗极易损伤卵巢功能，导致卵子受到毁灭性创伤，并且一旦损伤就不可修复。

　　很多肿瘤越来越青睐年轻人，随着医疗技术的发展，肿瘤患者的生存率有很大的提高。因此，越来越多的年轻患者都希望能够保留生育能力，提高自己疾病治愈后的生殖健康质量。因此对于年轻肿瘤患者来说，在放、化疗或者卵巢手术前进行有效和安全的生育力保存，有非常重要的意义，可为将来生育健康的宝宝储备新生的希望。

145. 哪些女性可以进行生育力保存?

答：以下女性可以进行生育力保存。

（1）恶性肿瘤患者

育龄期及育龄前期女性发病率较高的恶性肿瘤包括乳腺癌、宫颈癌、肾癌、骨肉瘤及白血病等。

（2）严重的自身免疫性疾病

例如严重的系统性红斑狼疮、克罗恩病。

（3）需行造血干细胞移植的相关疾病

例如重度的 β - 地中海贫血、重型再生障碍性贫血等。

（4）早发性卵巢功能不全倾向性疾病

例如嵌合型特纳综合征、手术后复发的双侧卵巢子宫内膜异位囊肿等。

146. 目前有哪些生育力保存方式呢?

答：目前可用的女性生育力保存方法有胚胎冷冻、

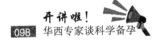

卵子冷冻和卵巢组织冷冻。

（1）胚胎冷冻

胚胎冷冻（简称冻胚）是指将卵巢中的卵子取出来，与精子结合配成胚胎，再进行冷冻，待疾病痊愈，可以生育时再将冻存的胚胎进行移植，这是一种非常成熟的生育力保存的方式。仅限于已婚妇女。

（2）卵子冷冻

卵子冷冻，也就是我们俗称的"冻卵"，冷冻的卵子复苏后与其丈夫的精子在体外受精后形成胚胎，再进行移植。冻卵主要适应于未婚的女性，或者因各种因素无法选择胚胎冷冻的女性。

（3）卵巢组织冷冻

将卵巢组织整体或部分进行冷冻，待疾病痊愈，可以生育时再将冻存的卵巢组织进行移植。主要是针对无法获得成熟卵子的青春期前女性，或者由于治疗时间限制，无法进行促排卵治疗时。

医生团队会针对疾病状况、卵巢功能等不同的情况，建议适宜的生育力保存方式。

147. 冻卵还是冻胚，如何抉择？

答：建议优先选择冻胚。

对于育龄期女性来说，冻卵和冻胚都是目前成熟的生育力保存方式。但相对来说，胚胎复苏的妊娠成功率较卵子复苏后的妊娠成功率高。冻卵复苏后还需要再和精子受精结合，形成胚胎，在复苏和受精及形成胚胎的过程中可能还会损失一部分的卵子。因此，对于已婚女性建议优先考虑冻胚，而对于未婚女性，那就只能选择冻卵了。

148. 乳腺癌患者该如何选择生育力保存方式呢？

答：要依据年龄、婚姻状况以及治疗间隔时间决定。

目前在临床上，做生育力保存最多的肿瘤类型是乳腺癌。选择什么方式进行生育力保存，应该根据患者的年龄、婚姻状况和手术—化疗的治疗间隔时间长短综合考虑。乳腺癌的生育力保存适合年轻（＜40周岁）有生育需求的早期乳腺癌患者，最好采用多学科会诊方式评估其肿瘤治疗方案和未来生育风险。如果手术和化疗的治疗间隔时间大于2周，可进行卵子或胚胎冷冻；如果治疗间歇时间不足2周，可进行卵巢组织冷冻。

149. 在进行骨髓造血干细胞移植前，为什么医生要建议进行生育力保存？

答：因为移植前的化疗对卵巢功能是毁灭性打击。

骨髓移植主要是针对血液系统疾病、各种实体瘤以及自身免疫性疾病等患者进行骨髓干细胞移植。骨髓移植前要通过大剂量化疗药物尽可能地清除患者体内的异常细胞，让移植的正常骨髓造血干细胞可以成功地定植在体内。这样的化疗方案会严重损害性腺功能，甚至导致卵巢功能衰竭。因此，对于青春期前或有生育要求的女性，建议在骨髓移植前进行生育力保存。

150. 女性生育力保存的最佳时间是什么时候？

答：建议在卵巢受到损害之前进行生育力保存。

生育力保存肯定是要在生育力还在的时候进行保存。因此，一般会建议符合生育力保存指征的女性在疾病确诊后（如恶性肿瘤患者准备行放、化疗前）尽早进行生育力保存的咨询、评估以及实施。如果等到放、化疗后，卵巢功能已经受到严重损害再来考虑生育力保存的话，那生育力保存的效果就会大打折扣了。

151. "胚胎宝宝"为什么冻存多年后仍可"茁壮成长"？

答：超低温保存的胚胎处于静止状态，可被召唤苏醒。

胚胎冷冻是由医生将取出来的卵子和精子在体外配成胚胎，再将体外培养到第三天的卵裂胚或者培养到第五、第六天的囊胚，冷冻保存在 -196℃ 的液氮罐中。这时，在液氮罐中的"胚胎宝宝"体内的酶活性被完全抑制，处于静止的状态，相当于胚胎发育的时间被按了暂停键。此外，冷冻前医生还会使用冷冻保护剂等对胚胎进行处理，可避免胚胎在冷冻过程形成结晶造成胚胎损伤，这样"胚胎宝宝"就可以保存多年了。当需要使用"胚胎宝宝"时，对其进行唤醒复苏，再植入到妈妈温暖的子宫里，就可以发育成小宝宝了。理论上认为，"胚胎宝宝"在液氮中可以保存超过 100 年，但是通常都是建议尽快来召唤它们，而且妈妈的子宫也不是"永久牌"的呀。

152. 如何进行卵子冷冻呢？

答：从卵巢中取出可利用的卵子，进行超低温保存。

女性的卵巢中存有成千上万颗卵子。将卵子从女性的卵巢中取出，进行冷冻保存，等待以后需要生育的时候再进行冷冻复苏。

目前有两种冷冻方式：一种为"程序化冷冻"，也叫慢速冷冻法，按照设定的程序逐步降温和冷冻，最后将卵子放到 -196℃ 的液氮罐中保存；另一种为"快速冷冻"，也叫玻璃化冷冻，就是将卵子先放在冷冻保护剂里进行预处理，然后以极快的速度直接将其放到液氮中冷冻保存。

第一例慢速冷冻卵子的婴儿诞生于 1986 年，第一例玻璃化冷冻卵子的婴儿诞生于 1999 年。由于玻璃化冷冻对卵子的损害更小，操作又比较简单，因此目前主要都是采用这种方法。

153. 卵巢组织冷冻有哪些优势呢？

答：与卵子冷冻或者胚胎冷冻相比，卵巢组织冷冻虽然相对不成熟，但其有以下优势。

（1）一片小小的卵巢皮质中就会有大量的原始卵泡，因此生育力储备相对更大。

（2）进行卵巢组织冷冻不受月经周期的影响。

（3）冷冻卵巢组织也无须促排卵治疗，不耽误其肿瘤的治疗。

（4）对于没有办法进行促排卵的青春期前女童或者女婴，这是唯一的选择。

（5）未来不仅可以生育下一代，还可以恢复女性激素水平，容颜可以再次焕发！

154. 卵巢组织冷冻有哪些风险呢？

答：原发肿瘤回移和卵巢组织移植失败。

卵巢组织虽然比较容易获取，但对于一些恶性肿瘤的患者，冷冻后移植回体内的卵巢组织里可能会有潜在的恶性肿瘤细胞，可能导致肿瘤回移体内，进一步导致肿瘤播散。因此卵巢组织冷冻一般会限定在一些卵巢转移风险较低的疾病中。此外，冷冻的卵巢组织可能会发生移植失败，可能存在需要多次移植的风险。

155. 做了生育力保存后是不是就不能自然受孕了？

答：不一定哦。

不管任何方式的生育力保存，都仅仅是在特定情况下采取的补救措施，不能因为已经做了生育力保存，就放弃自然受孕，这显然是违背了自然规律的。

对于实施生育力保存且疾病治疗康复后的女性，如果身体各项条件允许怀孕且生殖功能并未完全受损的情况下，强烈建议还是先积极尝试自然怀孕。当常规试孕失败或者卵巢功能低下无法获取卵子时，就需要复苏冻存的卵子或胚胎助孕。对于冻存卵巢组织的患者，虽然有极少数将卵巢组织移植回体内后自然受孕成功的案例，一般来说，还是建议尽快采取辅助技术助孕。

（朱慧莉，肖丽）

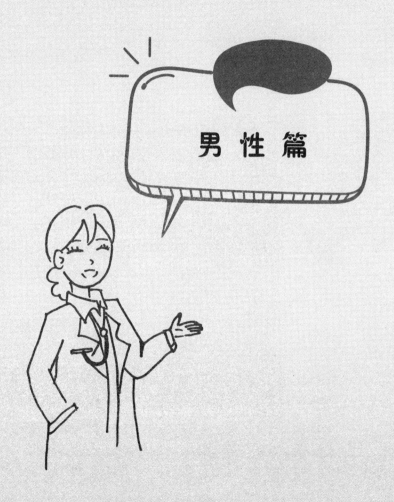

一、谈一谈备孕计划的那些事

1. 男性的最佳生育年龄是多少岁?

答:总体来说,25~34岁的男性生育质量最高。

对于男性最佳生育年龄的确切数值,目前医学界尚无统一定论,一般而言,25~34岁是相对适宜的生育年龄,但这并不意味着其他年龄段不能生育,只是较该年龄段而言,发生不良事件的风险会高一些。

有研究显示,爸爸年龄超过40岁后,无论妈妈是不是高龄孕妇,宝宝早产的风险都更高,妈妈自然流产风险也显著增加。高龄男性生育的后代发生先天性唇腭裂、房间隔缺损等出生缺陷的风险更高。与25~34岁男性相比,45岁以上男性也更容易导致配偶患妊娠期糖尿病,后代发生自闭症的风险约为3.5倍,多动症风险约为13倍,双相情感障碍风险约为2.5倍。另外,60%~80%的显性单基因病是由新发突变导致,爸爸高龄是新发突变的高风险因素之一。有研究显示,父龄>40岁显性遗传单基因病有更高的发病风险。

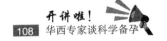

2. 备孕期间可以喝酒吗？

答：不建议哟。

国内外不少研究已经表明，对健康而言，饮酒没有安全剂量。

长期饮酒的男性，根据饮酒量不同，睾丸存在不同程度的萎缩，生精细胞也有不同程度的减少。总之一句话，长期嗜酒或急性醉酒男性的性激素水平处于紊乱状态，会对睾丸的功能和精子的产生造成不良影响。

酒精可通过影响精子产生过程从而直接损害男性生育力。偶尔少量饮酒一般对男性生育力影响不大，戒酒后酒精造成的部分损伤也是可逆的，而对于长期大量饮酒甚至酗酒的准爸爸们，只要有备孕的打算，能早戒就早戒。

3. 备孕期间可以吸烟吗？

答：不要哦。

在不孕不育的夫妇中，超过半数的吸烟男性有30%以上精液异常。

国内外科学家在吸烟对精子的影响方面做了长期和大量的研究，发现长期吸烟男性的精液量、精子总数、活力和正常形态率大多呈下降趋势，精子DNA损伤率和单倍体染色体畸变率增高。最新的研究进展显示，男性吸烟可能对后代存在远期的遗传风险哦。

准爸爸们，请拿出你们的香烟，大声读出上面的 6 个字"吸烟有害健康"，然后扔进垃圾桶！

4. 备孕期间可以泡温泉吗？

答：不建议哟。

睾丸维持其正常生理功能的最佳温度比人体正常体温低 2~4℃，睾丸在 35℃左右的环境里更能生产出合格的精子。

长期接触高温环境对睾丸生精能力的损害很可能不可逆转，甚至彻底影响生育功能。

温泉水的温度在 36~44℃，冬天人们更愿意泡在 40℃以上的高温池。当温度的变化超出了阴囊（装睾丸的小房间）的自我调节范围，睾丸的功能会受影响，导致精子的活力降低和数量减少，可能造成准爸爸不育。

5. 熬夜对备孕有影响吗？

答：有影响。

当今生活节奏快，压力大，很多人忙工作加班到深夜，但是殊不知这些看似日常的生活方式，却为备孕埋下隐患。

男性体内性激素的分泌和精子的产生存在时间节律

性，长期熬夜将导致节律紊乱，从而影响正常的生育功能。良好的睡眠可以保持体力与精力，也有助于夫妻生活的和谐。要知道备孕不仅要有优质的精子，更要有健康规律的夫妻生活。

建议每晚最好在 23 点前进入睡眠，睡前留有半小时的准备时间，不要玩手机或者持续工作，保证 7 个小时的连续睡眠时间。如果因为工作性质需要上夜班的朋友们，下班之后也要充足休息，保持精力哦。

6. 手机的电磁辐射对备孕有影响吗？

答：影响大小取决于接触时长。

进入信息化时代以来，我们的生活环境早已被电磁场所环绕。近年来，大量研究表明，电磁辐射可能是引起男性精液质量下降的主要环境因素之一。睾丸作为精子的"产地"，对电磁辐射是很敏感的。有研究发现，暴露在 2.45 GHz 的手机电磁辐射环境下，产生精子的曲细精管直径明显减小，暴露时间越长造成的损伤越明显。每日接触手机超过 4 小时的男性，精子活力有一定下降。

在我们日常生活中，合理使用手机，特别是对于备孕期男性，控制每天使用手机的时长，尽量将手机放在背包里，减少电磁辐射对生殖健康的影响。

7. 男性感染 HPV 还能生育健康宝宝吗？

答：大部分情况下是可以的。

人乳头瘤病毒（HPV）感染是可防可治的，大部分HPV 阳性并不影响男性健康和备孕，但 HPV 可能在夫妻之间发生交叉感染，如果男性积极处理还是可以降低配偶感染风险的，有利于夫妇双方的健康。

男性感染了 HPV 可能没有任何症状，虽然目前没有特效药进行治疗，但可以通过提高身体素质的方式增强抵抗力和免疫力，加快身体对病毒的清除，男性 HPV 治疗主要是针对症状进行对症治疗。

8. 什么是隐睾症，可以治疗吗？

答：隐睾症，即睾丸没有降入阴囊，这是可以治疗的。

正常男性在胎儿发育时睾丸就会从腹腔下降到阴囊，所以出生后正常男婴阴囊里是有两个睾丸的，而隐睾患者阴囊里只能摸到一个或者摸不到睾丸。

根据下降不全的程度，又分为腹腔内隐睾、腹股沟隐睾、阴囊上部隐睾等。所以无论是男童还是育龄期男性，若在阴囊内摸不到睾丸或者只能摸到一个，一定要第一时间就医，尽快通过手术将睾丸降至阴囊。

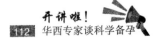

9. 隐睾对生育能力有影响吗?

答:有,双侧隐睾影响更大。

现有研究数据表明,单侧隐睾患者 1 岁前积极手术治疗后,生育能力跟正常人基本相同。

双侧隐睾患者即使早期手术,后期生育能力也较正常人低,成年后大部分为少精子症,甚至一部分患者为无精子症。双侧隐睾如未治疗,成年后大部分为无精子症。

另外,隐睾患者发生睾丸癌的风险比普通人高 2~8 倍,即使是早期手术治疗,后期发生癌变的可能性仍高于普通人,需要定期到医院随访。

(李定明,肖萧,白恒舟)

二、谈一谈孕前评估的那些事

10. 备孕前男性需要做些什么检查？

答：通常为精液常规＋形态学检查及生殖感染检测。

备孕前男性需要完善基础的精液常规＋形态学检查，包括精子的浓度、总数、活力、正常形态率，以及精液的体积、pH 值、液化时间等。

此外，还需要完善常见生殖道感染病原体的检测，包括细菌、淋球菌、沙眼衣原体、解脲脲原体、生殖支原体、人型支原体等。

对于未行婚检的男性还建议完善血常规、尿常规、肝功能、肾功能、传染病等检查，其中传染病包括乙肝、梅毒、丙肝和艾滋病等。

11. 精液检查为什么要求禁欲时间？

答：禁欲时间过长和过短均会影响检查结果的准确性。

除了同房外，手淫、梦遗等精液排出体外的情况都叫"排精"，而精液检查需要在"排精"后的 48 小时以上、7天以内才可以进行。这是因为：

（1）禁欲时间过短，精液量偏少，精子数目少，浓度低，不成熟的精子多。

（2）禁欲时间过长，精液量和精子浓度虽然会增加，但衰老、死亡及异常精子比例增多，活力也会减弱。

因此，禁欲时间过长、过短都可能影响精液检查结果的准确性，禁欲时间在2～7天最能准确地反映精液质量，所以，检查前确保禁欲时间合适，才能得到最准确的检查结果。

12. 精液检查为什么要做到"精液取全"？

答：因为精液各段成分不同，缺一不可。

精液不像一杯水，并不是匀质的液体，当收集过程中精液发生丢失，就会影响精液检查结果。

男性每次射精时，精液都是分段射出，各种液体射出时是有先后次序的，大致分为三个部分：首先射出的是尿道球腺液，约0.1 ml；接着射出的是富含精子的前列腺液，总量为0.5～1.0 ml；最后射出的是精囊腺液，为2.0～4.0 ml；三者相加总量一般为2.0～5.0 ml。

如果射精时丢失了富含精子的部分，对精液检测结果的影响远远大于丢失最后的部分。所以为了得到一份准确真实的精液检查报告，再次提醒大家，精液检查时，一定要取全！

13. 为什么要对精液察"颜"观"色"?

答:精液颜色可以传递很多"情报"。

正常精液标本呈现均匀的灰白色或乳白色外观,禁欲时间过长可能呈淡黄色,但如果大家发现精液出现以下几种特殊的颜色,就需要注意一下了。

如果精液很透明,意味着可能精子浓度低或者没有精子。

如果精液呈现红色或红褐色,也就是我们常说的"血精",可能与精囊炎、前列腺炎等生殖系统疾病有关,严重时肉眼可见精液中有血,称为"肉眼血精",轻微时肉眼看不见明显的血丝,但借助显微镜可见红细胞,称为"镜下血精"。

另外,有些黄疸病人或者正在服用某些维生素和药物时,也会出现精液呈黄色的情况。

14. 精子 A、B、C、D 级是什么意思?

答:A、B、C、D 级是评估精子活动能力的指标。

《WHO 人类精液检查与处理实验室手册》将精子按活力高低分为 A 级、B 级、C 级和 D 级。"前向运动精子百分比"即 A 级和 B 级精子占所有精子的百分比,现行第六版手册中参考值下限是 30%,低于参考值下限则称为弱精子症。

精子活力是指精液中活动的精子所占的百分率，其中 A 级和 B 级精子的比例是反映男性精液质量的一个重要指标，是决定男性生育能力的重要因素，精子积极地向前运动保证了它们在进入女性生殖道以后，能够顺利地穿越子宫，在输卵管壶腹部与卵子相遇，形成受精卵。

15. 不同同房频率备孕成功率是一样的吗？

答：不一样哦。

理论上对于月经规律的女性，排卵日前 6 天为怀孕窗口期，是妊娠最容易发生的时期。排卵日前一天性生活的受孕率最高，排卵日以后呈逐渐下降趋势。

一般计划怀孕的夫妻每个月妊娠率通常在 20% 左右，怀孕窗口期每 1~2 天一次性生活可以使怀孕概率达到最大化。

虽然排卵期同房有助于提高妊娠率，但长期排卵期同房容易导致男性出现排卵期勃起功能障碍，因此没必要刻意追求排卵期同房，如果不计算排卵期的话，建议备孕期间保持每周 2~3 次的规律性生活，间隔不超过 3 天。

16. 什么同房姿势容易怀孕？

答：都一样。

　　精液在刚射出体外时具备一定的黏稠度，在 37℃ 的
环境中，大约需要 30 分钟才会逐渐液化。因此，只要完
成阴道内射精，哪怕女方处于站立姿势，精液也不会全
部流出阴道。

　　此外，在生理结构上，女性的子宫颈与阴道连接处
存在一个天然的环形陷凹，称为阴道穹窿，其中后穹窿
最深。阴道内射精后，精液会在阴道穹隆中留存一部分，
多余的部分才会溢出阴道。

　　因此，对于男性而言，只要能完成阴道内射精就满
足了生育的基本要求。

（李定明，肖萧，白恒舟）

三、谈一谈男性健康的那些事

17. 手淫会有危害吗？

答：适度手淫一般没有危害。

手淫，现在多称为自慰，是用手或其他工具满足自身性欲的行为。手淫只要是适度的，有节制的，可以认为是一种合理的释放心理压力的方式。

研究显示，手淫与神经衰弱、精神分裂症、人格障碍、精神发育不全等精神疾患无关，也与十二指肠溃疡、支气管哮喘等身体疾病毫无关联性。

反而那些强烈地压制自己的情感，从来没有手淫行为的人，到了成年期，产生性问题或性心理障碍的比例反而比手淫者要高。

正常人通常一周不超过 2 次的手淫对身体不会有太大危害。

18. 男性性功能障碍就是"阳痿"吗？

答：不是哦。

男性性功能障碍是性行为和性感觉的障碍，影响正常性生活的进行，影响性生活质量，常表现为性心理和生理反应的异常或者缺失，是多种不同症状的总称。

男性性功能障碍主要包括性欲障碍、阴茎勃起功能障碍和射精障碍等，"阳痿"（阴茎勃起功能障碍）属于男性性功能障碍中的一种。另外，更常见的早泄属于射精障碍中的一种，和"阳痿"也完全不是一回事。

19. 什么是"阳痿"?

答："阳痿"即阴茎勃起功能障碍。

"阳痿"学名为阴茎勃起功能障碍（ED），是指男性不能持续获得和维持足够的阴茎勃起以完成满意的性生活。

阴茎勃起功能障碍重点在"持续"和"满意"，也就是说偶尔几次性生活过得不好，就随便扣上"阳痿"的帽子是非常不严谨的。

导致"阳痿"的器质性因素通常有血管因素（比如高血压病、高脂血症、糖尿病等）、神经因素（比如帕金森病、脊髓损伤、脑卒中及糖尿病引起的周围神经病变等）、解剖结构因素（比如合并阴茎硬结引起的阴茎弯曲、小阴茎等）、激素因素（比如内分泌紊乱、性腺功能低下等）、药物因素等。

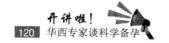

20. "阳痿"能治疗吗？

答：可以治疗，经过规范治疗后，绝大部分患者都可以获得良好的治疗效果。

根据不同的病因，"阳痿"的治疗策略也有不同。

如有糖尿病、高血压等基础疾病，应优先控制和治疗基础疾病，日常应合理膳食、调整作息，维持良好的生活方式，积极控制血糖、血压等指标。

治疗开始时，医生会对"阳痿"患者进行心理疏导和性生活指导。

大部分"阳痿"患者首选无创的治疗，包括口服用药，如 5 型磷酸二酯酶抑制剂（PDE5i）、雄激素、中成药等，以及真空负压吸引等物理治疗。

较为严重的患者则可能需要有创治疗，包括海绵体内血管活性药物注射（ICI），常用药如前列地尔、酚妥拉明，以及阴茎血管手术和假体植入手术等。

21. 一周就一次晨勃还能正常同房备孕吗？

答：可以的。

晨勃是评价勃起功能的一项指标，但不是判断男性性功能的标准。

每周 1 次和 7 次晨勃的男性，性功能可能没有差别。只要自己和伴侣对性生活都很满意，那么不需要很在意

"一周到底有多少次晨勃"这些情况。

要评估性功能强不强，有硬度、持久性、技巧和双方感受等综合衡量的指标。

医生提醒，"0 晨勃"不等于"阳痿"，但是如果连续没有晨勃超过 6 个月，且性生活出现明显勃起困难时，需要尽快就医。

22. 成年男人包皮都需要割吗？

答：不是必须，符合适应证才需要。

对于成年男性，如果发现包皮反复发炎、包皮腔内分泌物增多，包皮无法上翻露出龟头，已影响排尿和性生活，或者配偶反复阴道炎、宫颈炎甚至 HPV 感染，建议及早切除。

至于在什么季节选择手术并没有特殊限制，得益于手术技术的进步，现行手术术中出血少，术后切口整齐美观，通常 10~20 分钟即可完成手术。

23. 做完输精管结扎手术，配偶就绝对不会怀孕了吗？

答：并不是。

输精管结扎是通过手术的方式切断双侧阴囊段输精管并用丝线结扎断端的一种节育方法。

通常大家会认为在做完结扎手术后，精液中精子数量会变为0。但实际上，输精管结扎手术只是在术中切断了输精管，睾丸仍然在源源不断地产生精子。部分患者术后会出现生理复通，导致术后仍有小概率查见精子，并不能做到100%绝对避孕。因此，应在术后3个月复查精液，待精子数量为0后，才能不采取避孕措施。

（李定明，肖萧，白恒舟）

四、谈一谈生育力保存的那些事

24. 为什么说精子冷冻是可以选择的"后悔药"？

答：目前精液冷冻保存技术已较为成熟。

当前精子冷冻技术日益成熟，特别是微量精子冷冻技术的发展，使患者因各种原因冷冻自身精子，用于后续助孕治疗成为可能。

对于每一个人来说，生育力都是一项宝贵的能力，保护生育力，要养成良好的生活习惯和健康的生育观念。如果遇到不可抗因素，如肿瘤放、化疗，睾丸外伤等情况，那么不妨将精子先暂存在人类精子库，待时机成熟时，便可重新享受孕育新生命的快乐。

25. 哪些人应该做生育力保存呢？

答：可能存在生育力受损风险的人群。

以下人群可以考虑做生育力保存：

（1）肿瘤患者，推荐在放、化疗前进行生育力保存。

（2）从事高危职业的人群，如军人、消防员、运动员，以及生活中长期接触放射线、电磁辐射或从事高温环境作业的职业人群，如放射科医生、司机、厨师等。

（3）拟行辅助生殖助孕长期两地分居或取精困难的患者，男方可先行生育力保存，待女方进入辅助生殖周期时，可使用提前冻存的精子。

（4）无精症患者经手术取精获得睾丸或附睾精子时应及时保存，以备后续女方在辅助生殖周期时使用。

（5）暂时不准备生育或者为预防精液质量下降的健康人群均可到精子库进行生育力保存。

26. 精子可以冷冻10年吗？

答：可以。

精子冷冻是将冷冻保护剂按照一定的比例加入精液中，经过冷冻程序最终存放在 -196℃ 的环境中，此时精子将进入深度睡眠，在有需要时可被唤醒。

从理论上讲，精子可以无限期一直冻存，在实际临床工作中一般只需要保存二三十年。有文献显示，在液氮中冻存了28年的精子在解冻复苏后仍然具有良好的活力。另有文献报道，冷冻了40年的精液在复苏后通过辅助生殖技术顺利孕育出双胞胎。

所以大家完全不必担心冷冻的精子会因为冻存时间太久而变质。

（李定明，肖萧，白恒舟）

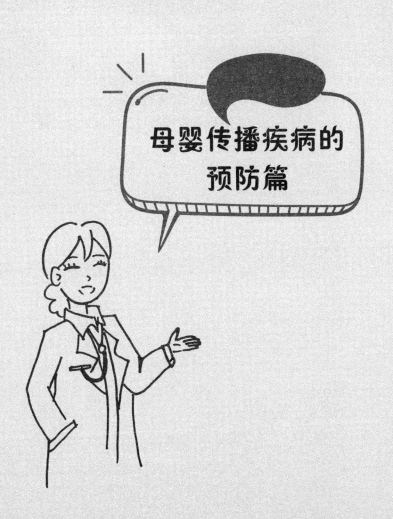

一、谈一谈母婴传播疾病的那些事

1. 母婴传播是怎么回事呢?

答：母婴传播是指宝宝可能在妈妈肚子里通过胎盘或者在分娩过程中经产道或在产后通过母乳喂养等途径感染上与妈妈相同的病原体而引起相应的疾病。

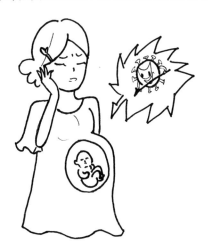

病原体通过母婴传播在宝宝体内复制繁殖，可能导致胎儿自然流产、早产、胎儿生长发育迟缓、死胎等，

使宝宝出生就感染这些病原体导致的疾病，还可能产生智力、听力障碍等其他出生缺陷。

相信没有一位妈妈愿意让自己的孩子冒这种风险，因此，我们从怀孕前就要有预防母婴传播的意识，要做孕前检查，确定夫妇双方感染状态，必要时采取相应的措施阻断母婴传播，最大限度地避免宝宝感染，减少对宝宝健康的损害。

2. 感染了艾滋病、梅毒、乙肝、丙肝会通过母婴传播给宝宝吗？

答：若在孕前、孕期、产后不干预，是会传播给宝宝的，但可以通过有效的规范预防来避免。

母婴传播是病毒传播的主要途径之一，艾滋病病毒（HIV）、梅毒螺旋体（TP）、乙型肝炎病毒（HBV）、丙型肝炎病毒（HCV）、风疹病毒（RV）、巨细胞病毒（CMV）等就可通过这个方式传播。

（1）90%以上的婴儿和儿童 HIV 感染是通过母婴传播而获得的。我国自 2001 年开始启动预防艾滋病母婴传播工作，母婴传播的风险由干预前的 34.8% 降至 2021 年的 3.3%，并计划到 2025 年降至 2.0% 及以下，在国家层面实现消除母婴传播目标。

（2）我国妊娠合并梅毒的发生率为 2‰～5‰，大多为潜伏梅毒，感染梅毒的孕妈妈没有症状或仅有轻微症状，梅毒螺旋体可经胎盘感染胎儿，未经治疗会有较高风险产生不良妊娠结局，如流产、早产、死胎、新生儿死亡和婴儿感染等。但通过及时诊断、规范治疗和定期随访，99%的孕妇可获得健康的宝宝。

（3）我国育龄期妇女乙肝表面抗原（HBsAg）总体阳性率为5%~6%，未干预前，大约50%乙型病毒性肝炎（简称乙肝）感染者是通过母婴垂直传播感染的。自我国实施了正规的联合免疫母婴阻断（宝宝出生后12小时内接种乙肝疫苗和注射乙肝免疫球蛋白）的预防策略，围孕期定期监测孕妈妈的肝功、乙肝病毒载量（HBV DNA），适时干预后，新生儿保护率可超过97%，感染率<3%。

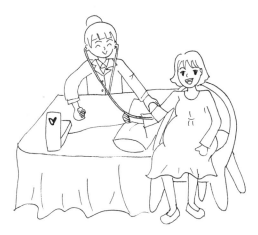

（4）我国一般人群丙型肝炎抗体（抗-HCV）阳性率为0.6%左右，妊娠期HCV感染率在2016—2020年上

升了20%，发生在围产期（即在妊娠或分娩期间）HCV暴露的婴儿和儿童有5.8%～7.2%会发生慢性HCV感染。由于感染丙肝的孕妈妈和儿童使用抗病毒药物治疗的安全性和疗效尚待研究中，因此，感染丙肝的女性最好治疗后再妊娠，如果怀孕后才发现感染了丙肝，一定要重视HCV暴露婴儿的监测和随访。

3. 备孕夫妇如何避免感染艾滋病、梅毒、乙肝、丙肝等？

答：杜绝不安全性行为，重视孕前检查，早期干预。

艾滋病、梅毒、乙肝、丙肝等疾病是"非遗传"的，是后天在一定条件下感染所得，都是可以预防的，洁身自好是大前提。

在生活中，备孕夫妇要学会正确使用安全套，抵制外界诱惑，保持婚内性关系和固定单一的性伴侣，避免多性伴侣、无保护性行为。也要避免共用针头（吸毒）、刀片、文身器具等，避免不安全输血，做好卫生防护。

备孕夫妇要重视孕前检查，主动进行相关疾病的检测和咨询，及早了解自己和配偶有无感染，若已感染或存在特殊情况（如吸食毒品），则要积极治疗，在医生的指导下进行安全备孕，做好孕前咨询、孕期保健、分娩期管理、产后科学喂养以及新生儿的健康保健等各个环节。

患上性传播疾病后，千万不要自行增减药物或者使用偏方，还要第一时间告知伴侣，一同检查和治疗哦。

4. 备孕夫妇孕前什么时候检查艾滋病、梅毒、乙肝和丙肝呢？

答：怀孕前 3 ~ 6 个月到正规的医疗卫生机构检查，男方和女方都要查。

如果感染了艾滋病、梅毒、乙肝或丙肝，可能通过性行为途径传播给配偶；准妈妈可通过母婴传播传染给宝宝；并且绝大多数人在感染初期没有出现症状，只能通过筛查发现。因此，备孕夫妇孕前 3 ~ 6 个月都应该到当地的医疗卫生机构进行相关检测，尽早了解双方的感染状况，杜绝危险行为，避免感染。

符合生育政策的计划怀孕的夫妇可享受免费孕前优生健康检查。

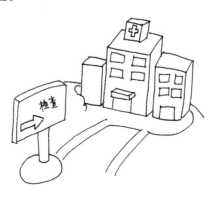

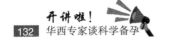

5. 如果艾滋病检查结果有问题，医院会保密吗？

答：化验结果有异常，医生会及时通知本人，绝对不会泄露隐私的，请放心！

医院或其他检测机构都遵循隐私保密原则，对检测者的个人信息进行严格保密，尤其艾滋病确诊后会及时告知本人。医生不会在其他患者面前谈论你的感染病情，包括你的配偶。

患者的病情属于个人隐私，感染者的隐私权属于我国公民的人格权，与其他公民一样享受国家相关法律的保护。国家也在《传染病防治法》中规定，"任何单位和个人不得歧视传染病病人、病原携带者和疑似传染病病人"，从而保护艾滋病病人、艾滋病病毒携带者及其家属的合法权益。

6. 感染了艾滋病、梅毒、乙肝，应该将感染的事告诉配偶吗？

答：鼓励告知配偶及性伴侣。

若感染了 HIV，需要主动告知配偶及性伴侣，并督促他们到医院检查和治疗避免再次感染。更重要的是，要进行安全的性行为，不能在明知自己感染了 HIV 后，仍故意不采取任何防护措施与他人发生性关系。《艾滋病防治条例》中明确规定，"故意传播艾滋病的，依法承担民事赔偿责任；构成犯罪的，依法追究刑事责任"。

梅毒和乙肝也可以通过性传播，我们也建议告知配偶以及性伴侣预防感染。

7. 感染了艾滋病、梅毒、乙肝的女性，可以生育宝宝吗?

答：可以。任何女性都有生育的权利，可以按照自己的意愿决定是否生育子女。

感染的育龄妇女要尽早接受检测，及早发现、及时干预。如果没有生育意愿，医生会提供适宜的避孕指导；如果有妊娠意愿，医生会指导如何科学备孕，怀孕后尽早接受规范的预防母婴传播措施。

我国"消除三病母婴传播"已在行动中，感染了艾滋病、梅毒和乙肝（简称"三病"）的孕妈妈，只要全力配合治疗和管理，就可以最大程度降低母婴传播风险。想要拥有健康的宝宝，不是梦想哦!

8. 消除艾滋病、梅毒、乙肝母婴传播，公众应知应会有哪些?

答：有十条，要牢记。

（1）母婴传播是指胎儿在子宫内通过胎盘、分娩过程中或通过喂养途径感染上与母亲相同的疾病。

（2）艾滋病、梅毒和乙肝均有可能通过母婴传播方式导致后代感染。

（3）通过医疗手段，可以有效预防艾滋病、梅毒和乙肝母婴传播，感染的孕妇也可以分娩健康的宝宝。

（4）建议新婚夫妇、备孕夫妻双方尽早接受艾滋病、梅毒和乙肝的咨询检测。

（5）感染的育龄夫妇，建议在医生评估指导下科学备孕，避免非意愿妊娠。

（6）一旦怀孕，孕妇应尽早接受艾滋病、梅毒和乙肝检测，规范产检，及时掌握自己的感染状况。

（7）感染孕妇的配偶（性伴侣）应及时进行相关检查，必要时接受治疗。

（8）感染孕产妇应及时进行规范的治疗，到有资质的医疗机构安全分娩。

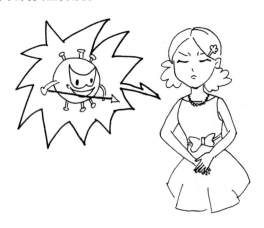

（9）感染孕产妇所生的宝宝应尽早进行综合干预、科学喂养，定期接受随访和监测，以明确阻断效果。

（10）感染的孕产妇和儿童享有的隐私、就医、生育、入学、就业等合法权益受法律保护，任何单位和个人不得歧视感染者及其家属。

9. 什么叫窗口期呢？

答：从感染病原体到血液中能检测出病原标志物前的这段时间，就是窗口期。

病原体进入身体后，我们身体的卫士——免疫系统意识到有"敌方来犯"，会分析敌人实力，并据此派出"守卫军"抗体对抗入侵。对于已经感染病原体的人来说，在窗口期这段时间内，"守卫军"未到，这时候抽血检测结果可以是阴性的，但实际上已感染且可能具有传染性。窗口期长短存在一定的个体差异，通常与感染病原体的数量、机体免疫力等有关。

10. 感染了艾滋病、梅毒、乙肝、丙肝，大约多长时间抽血可以发现阳性？

答：没有一个固定时间。

病原体不同，窗口期不一样；检测方法不同，窗口期也不一样；核酸检测窗口期最短，抗原检测窗口期次之，抗体检测窗口期最长。

（1）现有的艾滋病诊断技术检测 HIV 抗体、抗原和核酸的窗口期一般分别为感染后的 3 周、2 周和 1 周左右。

（2）梅毒的窗口期多数在 4～6 周，检测梅毒特异性抗体的窗口期一般为感染后的 2～4 周，检测出梅毒非特异性抗体的窗口期一般为感染后的 5～7 周。

（3）乙肝的窗口期一般为 2 周～3 个月，乙肝表面抗原阳性可在感染后 1～12 周检测出来，少部分人群为 4～5 个月，很少超过 6 个月血清中才出现乙肝表面抗原阳性。

（4）丙肝的窗口期一般为 1 周～3 个月，丙肝核酸检测的窗口期为感染后 1～3 周左右，丙肝抗原检测的窗口期要延后 1～2 天，丙肝抗体检测的窗口期要长得多，会再延后 5～7 周，90% 的丙肝感染者在 3 个月时才检测到丙肝抗体阳性。

因此，如果怀疑感染，尤其有高危行为（如不安全性行为、共用针头、各种原因接触到可能有感染的患者血液等），第一次抽血检测阴性后，仍需要随访复查，超过"窗口期"之后做的检测结果为阴性，才是安全的。

11. 日常的生活接触会感染艾滋病、梅毒、乙肝、丙肝吗？

答：一般不会。

艾滋病、梅毒、乙肝、丙肝病毒很脆弱，只能在血液和体液里活的细胞中生存，不会通过空气、饮水、食品以及未经消毒的餐具、衣服、被褥、货币等物品而传染，所以不必担心与感染者和病人握手、接吻或通过公用电话、马桶、桌椅等而感染，并且共用游泳池及公共浴池一般也不会被传染。因此，不用避免与他们进行正常交往，也不应歧视他们。

但需要注意的是，在任何情况下，如果皮肤被割伤或因其他原因有破口时，接触病人的血液和体液就有被感染的风险。

12. 同房后马上冲洗阴道可以预防感染艾滋病、梅毒、乙肝、丙肝吗？

答：不能预防，甚至还会破坏阴道环境，容易造成炎症！

冲洗阴道，冲走精液或者白带的同时，也带走了阴道内原有的正常菌群（可维持阴道环境的良好状态），过度冲洗会造成阴道内环境失衡，容易引发阴道炎，反而不利于生殖健康。预防艾滋病、梅毒、乙肝、丙肝等最有效的手段还是保持固定单一的性伴侣和正确、全程使用安全套。

(蒲杰,孙玲玲)

二、谈一谈艾滋病病毒的那些事

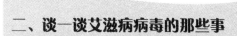

13. 感染了艾滋病病毒就没救了吗?

答:不是! 通过早筛查、早诊断、早治疗,可以正常生活和工作的,预防和规范治疗、随访才是关键!

虽然科学在不断发展,但目前还没有彻底治愈艾滋病的药物和方法。艾滋病是一种慢性病,预防仍是艾滋病防治的重点。备孕夫妇可以提前进行预防 HIV 感染咨询,接受安全性行为指导和早期检测。

如果有 HIV 感染的高危行为(如不安全性行为、共用针头、各种原因接触到可能有感染的患者血液等),应充分评估风险并于 72 小时内在医生的指导下规范化治疗,越早越好。

一旦感染艾滋病,一定要早诊断、早治疗,需要终身规律服药,使病毒保持在检测不出的水平,就像对待高血压、糖尿病一样的慢性病进行长期管理,延缓病情进展,并获得正常的预期寿命。有生育意愿以及已怀孕的感染者应当尽早到医院进行母婴传播阻断,降低新生儿 HIV 感染,给宝宝一个健康的明天。

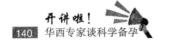

14. 蚊虫叮咬会传播艾滋病吗?

答:不会!

虽然蚊子的确会通过叮咬来传播一些疾病,如登革热、乙型脑炎、疟疾等,但 HIV 在蚊子体内不繁殖,且 2 ~ 3 天内在蚊子的胃部被消化而完全消失,失去致病能力。其次,蚊子每一次叮咬所吸取的血量非常少,一只蚊子"吸饱"血,也仅仅只有大约 2μl,也就是 0.002ml 的血液,如此微量的血液,要反复叮咬上千次,才能引起 HIV 感染。最后,蚊子吸入血液是单向的,吸入后不会再吐出,要将吸入的血液完全消化后才会再开始又一轮叮咬吸血,这期间 HIV 几乎已被完全破坏。所以,蚊子刚叮咬了艾滋病感染者,再接着来叮咬你,你是不会被传染的!

目前,世界范围内尚未发现人类因蚊子或是昆虫叮咬而感染艾滋病的报道,因此可不必担心蚊子传播艾滋病。

15. 打耳洞、文身会得"艾滋病"吗?

答:有感染风险,所以一定要到正规医疗机构接受规范操作!

打耳洞、文眉/文身、拔牙、修脚等属于有创操作,会造成皮肤、黏膜的破损,如果爱美者中有艾滋病患者或病毒携带者，并且给她操作时使用的器械未经严格消毒，用这些"带毒"工具为下一位爱美者进行操作时，HIV 就可能会通过破损的皮肤、黏膜等组织传染给下一个人。

其实 HIV 对外界的抵抗力较弱，对热很敏感，注射器和医疗用具经过规范的高温消毒、煮沸或蒸汽消毒完全可以达到消毒目的。所以，一定要到正规医疗机构接受操作，并且要注意使用的是否是一次性工具，或是否对重复使用的工具进行了严格消毒。

16. HIV 检测结果是阴性，是不是就一定排除感染了？

答：不是！阴性意味着可能没有感染或者处于"窗口期"，有高危性行为者需要重复检测。

抗体筛查结果提示阴性有两种可能：没有感染 HIV，或者可能感染了 HIV 但还没有产生足够量的能检测出的抗体、抗原或核酸等感染标志物，就是前面提到的仍处于"窗口期"内。

如果发生了高危性行为，只有在最后一次危险行为超过"窗口期"之后做的 HIV 检测结果为阴性，才是安全的。即使确定检测结果为阴性，也需要注意采取预防措施，保持在今后的生活中不被感染。

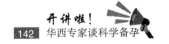

17. HIV 检测结果是阳性，该怎么办？

答：正视结果，坦然面对，尽早规范接受治疗。

HIV 抗体检测是 HIV 感染诊断的金标准，补充试验包括抗体确证试验和核酸试验。首先进行 HIV 抗体筛查试验，也就是对艾滋病进行初步的筛查，筛查结果阳性并不代表一定被感染，需结合下一步补充试验，才能做出最终判断。如果确证试验为阳性，报告"HIV 抗体阳性"，表明感染了 HIV；如果抗体确证结果不确定，是否感染 HIV 还需要进行核酸检测。

即使感染了 HIV，但还不一定是艾滋病病人，因此不要沮丧，从初始感染至艾滋病期有一个复杂的过程，仍然可以正常工作和生活的。整理心情，及时就医，就是最好的自救哦！

因此，坦然面对，树立积极的生活态度，必要时进行医学和心理咨询，只要坚持抗病毒治疗（HAART），就能最大限度地抑制病毒复制，提升免疫力，提高生活质量，获得预期的寿命。

18. 感染了 HIV，还能生健康的宝宝吗？

答：可以的。"法宝"是：尽早规范全程抗病毒治疗＋安全助产＋科学喂养。

随着抗病毒药物治疗和人工喂养等干预措施的应用，

HIV 母婴传播率可降为2%以下甚至更低水平，因此要有信心，HIV 感染孕妇（多数只是病毒携带者，还没有达到病人的状态）可以生一个健康宝宝的，但一定要用"法宝"，服药要规范，不要遗漏、间断，否则会影响整个的干预效果哟！

（1）HIV 感染妇女要在性生活中采取安全措施，避免非意愿妊娠，应在医生评估、指导下计划怀孕，遵从医嘱进行规范的抗病毒治疗，将孕前 HIV 病毒载量降至最低水平，减少母婴传播的风险。

（2）怀孕后孕妇和家人要主动、充分咨询医生预防艾滋病母婴传播的相关措施。在孕 12^{+6}周前建卡，并定期进行产前检查，规范服用抗病毒药物，保证科学营养饮食，定期进行 HIV 病毒载量（HIV－RNA）检测，有时还需要检测 CD4$^+$T 淋巴细胞计数（人体内的一种负责消灭和控制多种感染的细胞，能直接反映身体免疫力、患病进展、治疗效果的指标）。

（3）分娩时，到医院住院安全分娩，生后给予人工喂养。

（4）分娩后，医生会评估并根据宝宝的暴露风险程度，给予预防性服用抗病毒药物，定期随访进行婴儿早期核酸检测，在 12～18 月龄接受 HIV 抗体检测，结果均为阴性，母婴阻断就成功了。

19. 夫妇一方 HIV 阳性，受孕前如何准备呢？

答：计划妊娠前，可寻求 HIV 领域（预防母婴传播和传染病）专家指导，阳性一方必须降低并持续维持体内的低水平病毒载量后，方可备孕。

HIV 单阳家庭备孕的关键是阳性一方接受抗病毒治疗（HAART）半年以上，且病毒载量低于检测下限（一般 HIV RNA＜50 拷贝/ml，也就是"检测不到"）持续抑制（至少 3 个月），没有艾滋病相关临床症状和体征。

（1）仅女方感染 HIV（男方未感染）家庭，在女方应用联合抗病毒药物有效抑制 HIV 后可考虑排卵期自然受孕或体外授精。

（2）仅男方感染 HIV（女方未感染）家庭，可在男方进行 HAART 且病毒持续抑制后（这是备孕的关键哟），女方在排卵期选择自然受孕。目前认为这种情况下不会发生配偶间的 HIV 传播，建议阴性一方为了怀孕而采取无保护性交后必须进行 HIV 抗体检测。特定情况下，如阳性男方未达到病毒抑制而试图自然受孕时，阴性女方应在排卵期无套性交之前 20 天至之后 1 个月连续服用暴露预防药物（即"暴露前预防"，就是当面临 HIV 感染高风险时，通过服用药物降低被感染概率的预防方法）。当然，也可选择捐赠精子人工授精。

另外，为了提高有效受孕成功率，准妈妈准确计算排卵期非常重要，也可通过妇科超声监测排卵。

20. 备孕前后抗艾滋病毒的药物需要调整吗?

答：若病毒抑制效果好，一般情况可保持原治疗方案，否则酌情调整。

所有感染 HIV 的孕妈妈均应尽早终身接受抗艾滋病病毒药物治疗。

孕前已规律抗病毒治疗 24 周以上的孕妈妈，如 HIV 载量低于检测下限（＜50 拷贝/ml），病毒得到有效抑制，且孕妈妈能耐受药物治疗并无不良反应，可保持原治疗方案不变；否则，酌情调整抗病毒治疗用药方案。

21. HIV 感染孕妇生宝宝时一定要剖宫产吗?

答：不是! HIV 感染不是实施剖宫产的指征。

医生会为 HIV 感染孕妇选择适合的、安全的分娩方式，提供安全助产服务。目前研究显示，尚不能确定择期剖宫产是否能进一步减少母婴传播，就各国的实践来看，通过孕产期全程规范干预，HIV 感染孕妇自然分娩的比例是越来越高的。

孕妈妈应在孕 36 周或分娩前 4 周内进行 HIV 病毒载量检测，一定要在分娩前获得结果哟! 对于孕早、中期已经开始抗病毒治疗、规律服用药物、没有艾滋病临床症状，或孕晚期病毒载量＜1000 拷贝/ml，或已经临产的孕妈妈，不建议施行剖宫产，可选择阴道分娩。当病毒

载量 >1000 拷贝/ml 或分娩时不知道病毒载量（孕期未发现未治疗）时，一般建议在妊娠 38 周实施择期剖宫产。如果存在其他产科因素需要行剖宫产时，医生会按照规范施行择期剖宫产的。

再次强调，孕妈妈应尽早住院待产。

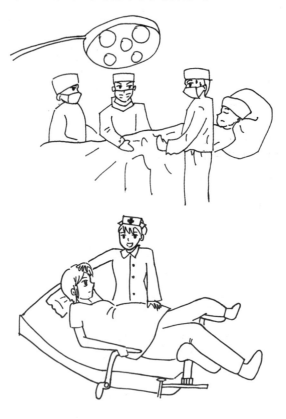

22. HIV 感染孕妇生完宝宝后，还能母乳喂养吗?

答：不提倡！提倡人工喂养，避免母乳喂养，禁忌混合喂养。

研究证实，HIV 感染母亲所生的宝宝，实施完全人工喂养，感染率最低；纯母乳喂养 6 个月，感染率较低；混合喂养，感染率最高。因此，强烈建议人工喂养。记住，喂奶粉！

特殊情况下，如不具备人工喂养条件，在专科医生指导下，HIV 感染孕妇在接受正规抗病毒治疗的前提下，可选择纯母乳喂养，限定在宝宝 6 个月以内。

最后记住，千万不要混合喂养哦！因为混合喂养时，母乳以外的其他食物和水可能使宝宝肠道发炎和过敏，HIV 经过宝宝肠道进入血液的可能性就会增大，更容易传给宝宝。

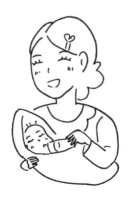

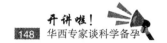
23. HIV 感染孕妇孕期抗病毒治疗了，宝宝还需要立即治疗吗？

答：需要！而且不同暴露风险的宝宝治疗方案还不同哟。

医生会对所有宝宝进行 HIV 母婴传播风险评估，确定宝宝预防/治疗方案，在妈妈知情同意的情况下尽早（6 小时内）给予预防性抗病毒治疗，至出生后 4~6 周。

出生后，按照暴露程度不同，普通暴露风险宝宝一般用一种抗病毒药物，治疗 4 周；高暴露风险宝宝一般使用三联抗病毒药物，治疗 6 周。

医疗机构将会为宝宝免费提供药物，医生会为妈妈提供临床用药指导，妈妈也应主动咨询医生用药的注意事项和观察随访时间等。

24. 怎么知道 HIV 感染孕妇生的宝宝没有感染 HIV 呢？

答：早期核酸检测，定期随访与检测。

为了尽快明确是否感染，宝宝需要在出生后 48 小时内、6 周和 3 个月时分别采血进行早期核酸检测，在出生后 12 个月和 18 个月检测 HIV 抗体，结果均为阴性，母婴阻断就成功了。有少数未感染的宝宝在出生后 24 个月时检测 HIV 抗体才为阴性，因此宝宝核酸检测阴性而 18

个月抗体检测阳性时不要太担心，应每隔 3～6 个月再次检测 HIV 抗体，直至抗体转阴。

按照我国儿童保健要求，所有宝宝需要进行免疫接种、膳食营养、生长发育等常规保健服务，在满 1、3、6、9（8）、12 和 18 月龄时，需要进行随访和体格检查。

（蒲杰，孙玲玲）

三、谈一谈梅毒病原体的那些事

25. 梅毒检测结果是阳性，一定是感染梅毒了吗？

答：要看梅毒的检测方法及使用了几种方法检测。

感染梅毒后，身体会产生特异性抗体和非特异性抗体，梅毒血清学试验主要是检测这两项指标。

（1）梅毒螺旋体血清学试验，又称为"梅毒特异性抗体试验"，只要感染过梅毒，特异性抗体多数就会一直阳性。常用方法有 RT/TPPA 等，判断患者是否感染过。

（2）非梅毒螺旋体血清学试验，又称为"梅毒非特异性抗体试验"，能反映是否正在感染梅毒。常用方法有TRUST/RPR 等，用滴度定量表示，临床上主要用于梅毒的治疗疗效观察。

要注意的是，当感染者还患有自身免疫性疾病（如系统性红斑狼疮、桥本甲状腺炎等）、近期有感染性疾病（如 HIV、疟疾和结核等），具有某些病理或生理反应（如疫苗免疫接种后不良反应、妊娠、呕吐等）等情况时，试验结果可出现假阳性。还需要注意的是"窗口期"，在梅毒感染的极早期，抗体检测可呈阴性，如果最近几周有过高危行为，需要过 1 个月复查。

因此，仅仅只是某一项指标出现阳性，并不能代表感染了梅毒，而是需要将两种试验方法相验证的结果结合才能最终确定，不要让"假阳性"吓住了你。您不用了解这些试验方法，医生会做出诊断，进行咨询和评估的，也可以先看看表3，初步了解下，不用太担心。

表3　梅毒血清学检测结果解释

梅毒非特异性抗体试验 TRUST/RPR 等	梅毒特异性抗体试验 RT/TPPA 等	结果解释
+	−	假阳性
+	+	活动性梅毒（现症梅毒，部分晚期梅毒）
−	+	极早梅毒、既往感染过梅毒、早期梅毒治愈后
−	−	排除梅毒感染、极早期梅毒（尚无任何抗体）HIV 合并梅毒感染

26. 感染了梅毒，是不是一辈子都有传染性？

答：不是，梅毒的传染性与分期及是否规范治疗有关。

未经治疗者在感染后1年内最具有传染性，随着病程延长，传染性逐渐减弱。一般来讲，感染梅毒超过4年，已基本没有传染性，但感染梅毒的孕妈妈，即使病程超过 4 年，仍可以发生母婴传播。

梅毒并不可怕，只要经过及早、规范治疗，梅毒可以治愈，并不会一辈子都有传染性，但也可能再次受到感染。因此，梅毒治愈后仍需要注意预防。

27. 听说梅毒即使临床治愈了，梅毒螺旋体特异性抗体血清学试验（如 TPPA）也终身为阳性，能转阴吗？

答：还是有可能的，与感染梅毒的严重程度、自身免疫力、是否规范治疗有关，有个体差异。

TPPA 阳性，通常表示感染了梅毒，其能否转阴取决于以下因素：感染的梅毒的严重程度，患者自身的免疫力，是否及时、规范、正确的治疗等。若患者感染的梅毒较轻，且自身免疫力较强，在及时、规范的治疗后，通常可以转阴。

通常情况下，梅毒临床治愈时梅毒非特异性抗体试验（如 TRUST/RPR 等）转阴，但是不代表梅毒特异性抗体试验（如 TPPA 等）一定会转阴，有 15%～25% 的患者即使经过规范治疗痊愈后，TPPA 依然存在，甚至终身不会消失，就像皮肤受过伤后的一道烙印，不必过于纠结。

28. 感染了梅毒，还能生健康的宝宝吗？

答：通过及时诊断、规范治疗和随访，99% 的孕妇可获得健康婴儿。

孕妈妈一旦诊断梅毒感染，要尽快接受规范梅毒治疗，即：使用青霉素治疗，且按照治疗方案全程、足量治疗，应在分娩前 1 个月完成治疗。首选苄星青霉素 240 万单位分两侧臀部肌内注射，1 周 1 次，连续 3 次为 1 个疗程。若青霉素过敏且不能使用头孢曲松时，用红霉素口服治疗。

要记住，孕期严格按照治疗方案执行，如苄星青霉素治疗期间，若中断治疗超过 1 周，或采用其他药物治疗期间，遗漏治疗 1 日或超过 1 日，均应重新开始计算疗程并继续治疗。

还要记住，治疗结束后定期随访。每月进行 1 次定量检测来观察疗效，根据检测结果，调整治疗方案，达到最佳干预效果。

最后记住，孕晚期尤其是分娩前要进行 TRUST 或者 RPR 等定量检测，以便与生后宝宝的梅毒定量检测结果进行比较，作为诊断先天梅毒宝宝和后续诊治的依据。所有宝宝出生后都要进行预防性治疗，并定期进行梅毒血清学检测和随访。

只要全力配合治疗和管理，就可以最大程度降低母婴传播风险。想要拥有健康的宝宝，不是梦想哦！

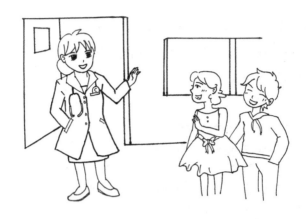

29. 梅毒治疗后，非梅毒螺旋体血清学试验（如 TRUST/RPR 等）滴度一直不转阴，什么时候可以准备怀孕？

答：一般半年，低滴度未升高可以怀孕。

TRUST/RPR 滴度与疾病活动性相关，在治疗后通常抗体滴度下降（如从 1:16 到 1:4）或随时间推移转阴。

梅毒转阴要看治疗时机，治疗得越早，转阴的机会越大，治疗得越晚，越容易发生"梅毒血清固定"，就是某些患者经过规范的抗梅毒治疗和一定时间的随访（一般 1 年以上），TRUST/RPR 维持在一定滴度（一般在 1:8 以下，但超过 1:8 也不鲜见）持续很长一段时间甚至终身不转为阴性。

"血清固定"的传染性一般不强，可至专科评估，排除再感染、神经梅毒、心血管梅毒和生物学假阳性，定期复查，观察半年左右，只要血清滴度一直维持不升高，就可以准备怀孕了。

30. 梅毒检测只有一项阳性（TPPA 阳性 TRUST 阴性），怀孕后还需要治疗吗？

答：是的，因为之前已经讲过，TPPA 阳性 TRUST 阴性有几种可能，包括极早期梅毒，从保护宝宝不被感染的角度一定要规范治疗。

TPPA 阳性，TRUST 阴性的孕产妇，应先给予 1 个疗程的规范治疗。

同时强调一下，治疗结束后应当定期随访。随访期间，若 3~6 个月内非梅毒螺旋体血清学试验滴度未下降至 1/4 或滴度上升 4 倍，或检测结果由阴转阳，应当立即再给予 1 个疗程的梅毒治疗。

31. 受到梅毒感染的孕妈妈生宝宝时一定要剖宫产吗？

答：不一定。梅毒感染不是选择剖宫产的原因，采用哪种分娩方式根据产科情况决定。

怀孕期间，感染梅毒病原体的孕妈妈经过规范的治疗，基本上是不会感染宝宝的，是可以选择经阴道分娩的。

剖宫产不能减少宝宝感染的概率，还比顺产对妈妈的创伤大些，但感染梅毒往往会出现早产、胎盘早剥、宫内缺氧等不良妊娠结局，发生这些情况的时候则需要剖宫产来解救妈妈和宝宝。

相信医务人员会为孕妈妈提供合适的分娩方式，为安全助产保驾护航，减少在分娩过程中宝宝感染梅毒的风险的。

32. 受到梅毒感染的孕妈妈生完宝宝后，还能母乳喂养吗？

答：经过正规治疗或特殊情况下的乳汁规范消毒后可以母乳喂养。

在分娩前已完成规范（青霉素、全程足量）抗梅毒治疗的孕妈妈，产后可以母乳喂养。

孕期用红霉素治疗的孕妈妈，分娩后还需要用多西环素治疗，治疗期间不能哺乳，所生的宝宝也需要按照先天梅毒治疗。

如果分娩前未规范治疗，或临近分娩前 1～2 周才确诊的孕妈妈（尤其梅毒血清高滴度≥1：8 阳性时），应暂缓直接母乳喂养，因为母乳喂养可引起婴儿感染。但乳汁经规范的巴氏消毒（母乳经 60～65℃消毒 30 分钟，不要延长消毒时间，以免破坏母乳的活性成分）后可喂养，

同时妈妈应尽快开始治疗，疗程结束后，可直接母乳
喂养。

33. 受到梅毒感染的孕妈妈孕期治疗了，宝宝还需要治疗吗？

答：是的，所有宝宝都需要治疗，只是根据暴露风险和先天梅毒的诊断，治疗方法不同。

所有受到梅毒感染的孕妈妈生的宝宝均需接受预防性治疗，只需要苄星青霉素肌内注射1次就可以了。

但如果宝宝出生时已经诊断为"先天梅毒"（如TRUST阳性且滴度≥妈妈分娩前滴度的4倍，且TPPA阳性），需要接受先天梅毒的规范治疗。如果宝宝出生时梅毒滴度＜妈妈分娩前滴度的4倍，但妈妈孕期未接受规范治疗，宝宝也需要进行先天梅毒的治疗。

34. 怎么知道受到梅毒感染的孕妈妈生的宝宝有没有感染呢？

答：定期随访与检测。

受到梅毒感染的孕妈妈所生的宝宝自出生时开始，都要定期进行梅毒血清学检测和随访，直至排除或诊断先天梅毒。

宝宝1月龄和3月龄的梅毒血清学检测方法为

TRUST/RPR，6 月龄及以后需 TRUST/RPR 和 TPPA 两种检测方法，同时在 1、3、6、9、12、15、18 月龄随访，随访中任何一次 TPPA 结果为阴性，排除先天感染，停止随访。如果随访中宝宝 18 个月的梅毒血清学试验仍阳性，就会确诊先天梅毒，也需要接受规范治疗。

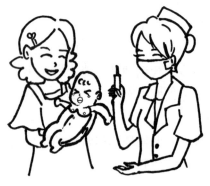

（蒲杰，孙玲玲）

四、谈一谈肝炎病毒的那些事

35. 肝炎患者是否都有传染性？

答：不是的，只有病毒性肝炎才有传染性。

肝炎发生原因较多，常见的有病毒、酒精、药物、中毒、自身免疫、代谢功能异常、寄生虫、细菌等原因导致。只有病毒性肝炎有一定传染性，非病毒性肝炎是不会传播的。

病毒性肝炎，也就是我们常说的嗜肝病毒相关的肝炎，大家最关注的就是"甲乙丙丁戊"肝炎。其中甲型、戊型肝炎是"病从口入"，乙肝和丙肝主要经过血液、母婴和性行为传播，日常工作、学习和生活接触不会传染，很多一起生活数十年的夫妻一方是乙肝携带者但并没有传染给另一方。

36. 慢性乙肝和乙肝病毒携带者一样吗？

答：不一样，两者均有传染性，且可能动态变化。

乙肝是由 HBV 引起的一种在全球广泛流行的传染病。我国育龄期妇女乙肝表面抗原（HBsAg）的总体阳性率为 5%~6%，其中 1/3 为慢性乙肝患者，预防乙肝

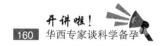

母婴传播是控制慢性乙肝的关键。

HBsAg 阳性的孕妈妈很多只是病毒携带者，但乙肝病毒携带者不等于乙肝患者，两者都是动态、相互转化的。

乙肝病毒携带者是 HBsAg 阳性持续 6 个月以上，肝功能正常，没有肝炎的症状、体征，也没有肝脏损害的征象。

当乙肝病毒携带者出现肝功能异常时，即使没有症状，也已转为慢性乙肝。因此，乙肝病毒携带者需 6～12 个月复查病毒学指标、肝功能、甲胎蛋白（AFP）和肝脏 B 超等。

37. 乙肝可以治愈吗?

答：乙肝是一种可防、可治、可控的疾病，是可以治愈的，但是准确说应该是临床治愈。

急性乙肝常常会自发清除，如果及时治疗，90% 以上急性乙肝患者都可以痊愈，并终身具有免疫力。我们常说难以治愈的乙肝是"慢性乙肝"。

在当今的医疗条件下，乙肝完全可以通过疫苗接种有效预防，虽然目前还没有哪种药物或治疗方法能彻底把慢性乙肝完全治愈，但已有成熟的慢性乙肝治疗方案，通过长期的抗病毒治疗可以抑制病毒，即使不能完全清除身体内的病毒，也可防止病情进一步恶化，达到乙肝病毒和药物长期"和平共处",进而实现"临床治愈":即停止治疗后仍保持 HBsAg 阴性,乙肝病毒载量检测不到,肝脏各项实验指标正常,肝脏组织病变也会改善。

说到乙肝,很多人都害怕,怕的是"肝炎—肝硬化—肝癌"三部曲。其实,一旦获得"临床治愈",肝硬化、肝癌风险基本等同于健康人群水平,抗病毒药物也有望停用,获得与正常人一样的健康生活。

因此,若感染乙肝,不必恐慌,遵照医生指导,坚持规范完成治疗周期,定期复查就可以了。

38. 乙肝病毒会不会遗传给宝宝?

答:不会!乙肝不是遗传病,乙肝病毒不会"遗传"给孩子。

母婴传播和遗传不一样,很多患者因为自己的妈妈和/或爸爸携带乙肝病毒或是乙肝患者就认为自己是遗传性的,其实这是误解。乙肝是感染了外源性病毒所造成的疾病,又通过妈妈传染给了宝宝,与遗传性疾病有本质的区别。

遗传是无法选择的,但病毒感染通过母婴阻断是完全可以避免的!

另外 HBsAg 阳性的准爸爸也不会通过精子引起宝宝感染。乙肝病毒仅仅在肝细胞复制,精液中可能存在病毒,但精子细胞中无病毒;精液中的病毒也不能感染卵

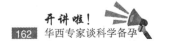

子，乙肝病毒不能通过感染受精卵而引起宝宝感染，还没有"父婴传播"的说法。

39. 听说"大三阳"传染，"小三阳"不传染？

答：不是！是否传染主要看乙肝病毒载量，也就是人体内 HBV DNA 水平的高低。

"大三阳"和"小三阳"一般用来表示乙肝的感染情况。

HBsAg 和乙肝 e 抗原（HBeAg）双阳性，俗称"大三阳"。"大三阳"意味着病毒复制活跃、病毒载量高、传染性强，容易发生母婴传播。没有条件行定量检测HBV DNA 时，如果 e 抗原阳性，则可视为高病毒水平。

HBsAg 阳性、HBeAg 阴性，俗称"小三阳"。"小三阳"意味着病毒停止复制或复制水平低，不再具传染性或传染可能性小，但是，如果 HBV DNA 为阳性，"小三阳"也有复制和传染性。（见表 4）

表 4　HBV 血清学标志物及其临床诊断意义

乙肝血清学指标					诊断意义
HBsAg	抗 - HBs	HBeAg	抗 - HBe	抗 - HBc	
+	-	+	-	+ / -	HBV 感染，传染性强
+	-	-	+ / -	+	HBV 感染，有传染性
+	-	-	+	-	HBV 感染，有传染性

续表

乙肝血清学指标					诊断意义
HBsAg	抗－HBs	HBeAg	抗－HBe	抗－HBc	
＋	＋	＋/－	＋/－	＋/－	HBV 感染，有传染性，病毒可能变异
＋	－	－	－	－	HBV 感染潜伏期，有传染性
－	＋	－	＋/－	＋	既往感染已恢复，无传染性，有保护力
－	＋	－	＋	－	既往感染已恢复，无传染性，有保护力
－	＋	－	－	－	接种疫苗或既往感染已恢复，无传染性，有保护力
－	－	－	＋/－	＋	既往感染已恢复，无传染性
－	－	－	＋	－	既往感染已恢复，无传染性
－	－	－	－	－	既往无感染，易感人群

注：＋表示阳性；－表示阴性；＋/－表示阳性或阴性；乙肝表示乙型肝炎；抗－HBS 表示乙肝表面抗体；抗－HBe 表示乙肝 e 抗体；抗－HBC 表示乙肝核心抗体。

40. 乙肝病毒载量（HBV DNA）阴性，是否说明乙肝病毒没有复制？

答：不一定。高灵敏的检测方法会让部分 HBV DNA 阴性"原形毕露"！

所谓"HBV DNA 阴性",就是 HBV DNA 低于检测下限,普通 HBV DNA 检测下限一般为 200 ~ 1000 IU/ml,其实血液中仍有 HBV,具有传染性,但是因为检测方法不够灵敏,不能检测到低水平的病毒,而不是没有病毒,不是真正"阴性"。

HBsAg 阳性,就存在病毒复制,也有传染性。对 HBsAg 阳性者,包括正在接受抗病毒治疗的慢性乙肝患者,应尽可能采用高灵敏且检测线性范围大的 HBV DNA 检测方法(定量下限为 10 ~ 20 IU/ml)。

因此,孕妈妈 HBsAg 阳性时,无论其 HBV DNA 水平高低,哪怕是"阴性",其新生儿若不采取免疫预防,均有感染的可能性。

41. 家人有乙肝,一起生活要注意什么呢?

答:先检查乙肝标志物(俗称"乙肝两对半"),再根据具体结果采取相应的注意事项。

(1)乙肝两对半全部阴性,提示没有感染乙肝病毒,也没有针对乙肝的抵抗力,建议尽快接种乙肝疫苗,同时要避免接触乙肝病人的血液,洗漱用具要专用,如牙刷、剃须刀及洗漱用具等要分开使用,有性接触时应规范使用安全套。

(2)乙肝表面抗体阳性,说明有抵抗力,一般不需要特殊处理,必要的时候可考虑定期复查;如果乙肝表面抗体＜10IU/L，或乙肝表面抗体水平不详，应立即注射乙肝免疫球蛋白和乙肝疫苗。

（3）如果已经感染了乙肝病毒，出现了大三阳、小三阳要注意定期复查，评估病情变化，判断是否需要接受治疗。同时要注意避免熬夜，避免喝酒，避免过度的劳累。

42. 要准备怀孕了，还能打乙肝疫苗吗？

答：接种疫苗期间不影响备孕，孕前可以接种，孕期也可以呢！鼓励孕前打疫苗。

一般认为，灭活疫苗和类毒素疫苗对于孕期女性而言也是安全的。乙肝疫苗就是灭活疫苗，是提纯的乙肝表面抗原制造出来的，备孕女性如果有接种乙肝疫苗的需要，可根据自身免疫能力，结合医生建议选择性地接种。

疫苗接种后，可刺激免疫系统产生保护性抗体，这种抗体存在于身体的体液中，乙肝病毒一旦出现，抗体会立即发挥作用，将其清除，阻止感染。

当然，即使接种第 1 针后就有了抗体，也别忘了于 1 个月和 6 个月后分别接种第 2 针和第 3 针乙肝疫苗，才能更好地避免感染。

43. 女性感染了乙肝，还可以要宝宝吗？

答：不仅可以怀孕，还可以生一个健康的宝宝，但需规范保健，特殊情况需要专科医生评估再决定。

对于育龄女性，无论是 HBV 携带者，还是慢性乙肝患者，甚至代偿期肝硬化妇女，均可以妊娠。但是，原则上对肝硬化患者，一般不建议妊娠，如果代偿期肝硬化患者有强烈生育要求，则需要由感染科或肝病科专科医生充分评估妊娠及母婴传播风险后，再决定是否妊娠。晚期肝硬化和肝癌，禁止妊娠。具体情况见表5。

乙肝感染女性在计划怀孕前要进行肝功能、HBV DNA、肝脏超声等检查，建议最好由专科医生评估后再怀孕。

只要实施了正规的联合免疫母婴阻断的预防策略——对受到乙肝感染的孕妈妈生的宝宝，在出生后接种乙肝疫苗，并在12小时内尽早注射乙肝免疫球蛋白，保护率可超过97%，孕妈妈就可以生一个健康的宝宝啦！

表5　HBV 感染妇女常见情况的妊娠建议

ALT 水平	肝纤维化	肝硬化	妊娠建议
正常	无	无	定期复查肝功能正常者，正常妊娠
升高	无	无	暂时避孕。采用休息等保守治疗（不用抗病毒药）恢复正常，且稳定3个月以上者，正常妊娠。经保守治疗3个月仍异常，或正常后反复出现异常者，需要抗病毒治疗，首选替诺福韦酯

续表

ALT 水平	肝纤维化	肝硬化	妊娠建议
正常	有	无	可妊娠，但妊娠期需要抗病毒治疗，产后继续抗病毒治疗
升高	有	无	暂时避孕。首先抗病毒治疗，首选替诺福韦酯，肝功能正常 3 个月后可妊娠；妊娠期、产后继续抗病毒治疗
正常	–	早期	一般不建议妊娠。强烈要求生育者，总体情况较好条件下（白蛋白 >35 g/L、血小板 >100×10⁹/L 等），同时请肝病科会诊，再决定是否妊娠，妊娠期、产后继续抗病毒治疗（首选替诺福韦酯），产后继续服药
升高	–	早期	必须避孕，抗病毒（首选替诺福韦酯）等综合治疗。强烈要求生育者，肝功能恢复正常且稳定 3 个月以上，总体情况较好的条件下，可考虑妊娠，同时妊娠期和产后继续服抗病毒药物
–	–	晚期	禁忌妊娠。肝硬化失代偿期，如脾功能亢进、食道和（或）胃底静脉曲张，或有肝性脑病、肝硬化腹水、消化道出血等病史者，禁忌妊娠。肝癌妇女禁忌妊娠

注：有生育需求的妇女，如因病情需要进行抗病毒治疗时，前提是 HBV DNA 阳性，DNA 阴性则不予治疗；因需长期治疗，不轻易停药，首选替诺福韦酯。–表示无此项；HBV 表示乙型肝炎病毒；ALT 表示谷丙转氨酶。

44. 患有乙肝，肝功还有异常，可以怀孕吗？

答：根据肝功能和有无症状等情况综合评估，和专科医生一起商议决定。

肝功能若是轻微波动，如谷丙转氨酶（ALT）水平升高但不超过正常值 2 倍（＜100 U/L）、无症状、无胆红素升高者，不需要治疗，但需休息，间隔 1～2 周复查，待肝功稳定后再考虑生育。

肝炎活动期，即有临床表现和（或）肝功能异常者且谷丙转氨酶、谷草转氨酶（AST）均＞2 倍正常值，需要暂时避孕，注意休息，暂不采用抗病毒药物治疗，待临床症状消失，肝功能正常且稳定 3 个月后再妊娠。若上述治疗 3 个月无效，则需要抗病毒药物治疗，待肝功能正常后再妊娠。

45. 乙肝正在治疗中，意外怀孕怎么办？

答：应根据所用治疗药物和病情情况而定。

有生育需求的慢性乙肝妇女，有抗病毒治疗适应证时，首选替诺福韦酯（TDF），待肝功能正常后再妊娠，同时继续服药。

采用干扰素治疗期间意外妊娠的患者，原则上建议终止妊娠，因为干扰素能抑制胎儿生长，不论男女，使用期间必须避孕，可治疗结束 6 个月后再怀孕。

阿德福韦（ADV）和恩替卡韦（ETV）为 C 类药（不能排除对人的危害，利大于弊时可用），其对胎儿发育有不良影响或致畸作用，妊娠前 6 个月和妊娠期间忌用，治疗期间意外妊娠，建议立即换为替诺福韦酯，应和有经验的医生讨论，权衡利弊后再作决定。替比夫定（LDT）、替诺福韦酯属于 B 类药（无人类危险证据），被认为孕期使用是相对安全的。拉米夫定（LAM）虽属于 C 类药，但现有研究表明妊娠期用于预防 HIV 母婴传播时，不增加新生儿出生缺陷。

尽管如此，在使用任何抗病毒药物前，都必须充分告知用药期间妊娠的相关风险。

46. 受到乙肝感染的孕妈妈，怀孕后需要抗病毒治疗吗？

答：是否需要启动抗病毒治疗建议动态评估，依据血清 HBV DNA、肝功能和肝脏疾病严重程度等因素综合评估。

如果孕妇在分娩时 HBV DNA 病毒载量高，其新生儿在分娩过程中暴露的病毒量高，即使生后联合免疫预防后仍存在约 5% 阻断失败可能。因此，建议高病毒载量的孕妇孕中晚期开始服用抗病毒药物，首选替诺福韦酯。

为进一步减少母婴传播，如果孕妈妈孕中、晚期血清 HBV DNA $\geqslant 2 \times 10^9$ IU/ml，知情告知后，建议在孕 24 周开始服用抗病毒药物；如果孕妈妈孕中、晚期血清 HBV DNA $\geqslant 2 \times 10^5$ IU/ml 或乙肝 e 抗原（HBeAg）阳性，知情告知后，建议在孕 28 周开始服用抗病毒药物，分娩当日停药，用药期间定期复查乙肝血清学指标。

如果孕晚期孕妇 HBV DNA $< 2 \times 10^5$ IU/ml，对宝宝进行主、被动联合免疫即可，不需要进行抗病毒药物治疗。

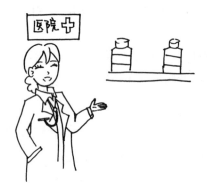

47. 受到乙肝感染的孕妈妈孕晚期注射乙肝免疫球蛋白（HBIG），可以减少母婴传播吗？

答：不能！妊娠晚期不应该也不需要使用 HBIG。

研究表明，于孕晚期注射 3 针 HBIG 不能降低母体的病毒水平，同时，乙肝表面抗体也不能通过胎盘进入胎儿体内，不能使新生儿获得乙肝表面抗体，因此，用此法阻断 HBV 母婴传播缺乏充分的科学依据。

正确的做法是：新生儿出生 12 小时内尽早肌内注射 HBIG + 乙肝疫苗。

48. 受到乙肝感染的孕妈妈生宝宝时一定要剖宫产吗？

答：不一定，行剖宫产术分娩不能减少母婴传播。

孕妈妈不用纠结，应按临产时的自身状况让医生来评估。尽管有研究提出，对高病毒水平孕妇选择行剖宫产术能减少母婴传播，但更多研究显示，行剖宫产分娩和自然分娩的新生儿 HBV 感染率差别不大。因此不推荐以预防 HBV 母婴传播为目的而选择剖宫产术。

49. 受到乙肝感染的孕妈妈生完宝宝后，还能母乳喂养吗？

答：能。

无论 HBV DNA 高低，无论孕妇的 HBeAg 是阴性还是阳性，新生儿口腔有无损伤，均可母乳喂养，且在已接种前就可开始母乳喂养。新生儿出生后 12 小时内已完成免疫预防，具有免疫力，即使出现乳头皲裂或损伤出血，宝宝存在口腔溃疡或其他损伤等，也不影响母乳喂养。

孕期服用抗病毒药物的妈妈，分娩当日停药可正常母乳喂养，无须检测乳汁 HBV DNA 水平。即使产后妈妈需要继续服药，也可母乳喂养，因为这些药物经乳汁分泌的量很少，且初步研究显示，母亲产后服药 1 个月，

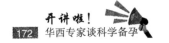

母乳喂养的新生儿未出现明显不良反应。

50. 受到乙肝感染的孕妈妈生的宝宝需要立即治疗吗?

答:需要,宝宝出生 12 小时内注射乙肝免疫球蛋白(HBIG)和乙肝疫苗,越快越好!

受到乙肝感染的孕妈妈生的宝宝出生后必须尽快注射 HBIG 和乙肝疫苗进行联合预防。无论宝宝出生时身体状况如何,12 小时内(越快越好)肌内注射 1 针 HBIG,即使新生儿(包括早产儿)需要抢救也可以使用。因注射 HBIG 后的保护期限可以维持 42~63 天,通常按时接种第 2 针疫苗时,不需要重复使用 HBIG,但如果第 2 针疫苗接种延迟 ≥4 周,间隔 4 周左右需再注射第 2 次 HBIG。

同时(越快越好)肌内注射第 1 针乙肝疫苗,乙肝疫苗一般使用为"三针法",即分娩后 0、1、6 个月注射三针。身体状态不好的足月宝宝或者早产儿需要抢救时,应暂停接种乙肝疫苗,可以待病情稳定后 1 周尽快接种第 1 针,然后按"0、1、6 月"方案接种乙肝疫苗,体重 <2000 g 的早产儿根据情况有时需要注射第 4 针。具体见表 6。

表6　新生儿的乙肝免疫预防方案

新生儿	HBIG （100 IU）接种方案	乙肝疫苗 （10 pg/0.5 m/支）接种方案
足月或早产但出生体重≥2000 g		
母亲 HBsAg 阴性	不需要	3针：0、1、6月方案
母亲 HBsAg 阳性	必须，出生后12 h 内（越快越好）接种 按时接种第2针疫苗者，无需重复使用；第2针疫苗延迟接种超过1个月者，重复使用1次	3针：0、1、6月接种方案；首针于出生后12 h 内（越快越好）
早产且出生体重＜2000 g		
母亲 HBsAg 阴性	不需要	3针：出生体重≥2000 g时，出生后第1针，间隔1个月第2针，再隔5个月第3针
母亲 HBsAg 阳性	必须，出生后12 h 内（越快越好）接种。极早或极低体重早产儿，1月龄左右可重复1次	4针：出生12 h 内第1针，3~4周第2针，再隔1个月第3针，再隔5个月第4针

51. 怎么知道受到乙肝感染的孕妈妈生的宝宝有没有感染乙肝呢？

答：建议随访乙肝血清学指标，了解是否免疫预防成功。

宝宝在打完第三针疫苗后1~2个月，即一般是宝宝出生后第7~8个月可考虑进行乙肝两对半检测，看宝宝

对乙肝是否产生了抵抗力。如果 HBsAg 是阴性，抗 -
HBs 阳性（≥10IU/L），则说明母婴传播干预成功，宝宝
没有从妈妈那里感染乙肝，而且还具备保护性抗体。

有些网上说的，出生后立即抽血或者用脐带血检查
宝宝是否感染了乙肝都是错误的!

52. 丙肝抗体阳性，就是丙肝患者吗?

答：不一定! 丙肝抗体（抗 - HCV 抗体）阳性 90%
以上为慢性丙型肝炎病毒（HCV）感染，但仍需结合核
酸结果（HCV RNA）才能明确!

诊断 HCV 感染的依据是血清抗 - HCV 抗体和血清
HCV RNA。如未经抗病毒治疗，90% 以上抗 -HCV 抗体
阳性者为慢性感染，但还是需要进一步检测 HCV RNA。
如果 HCV RNA 为阳性，则确认丙肝感染；如果 HCV
RNA 为阴性（低于检测下限），需要每 6 个月复查 1 次，
复查如持续 2 ~ 3 年均阴性，则判断为既往感染且不是病
患，即曾经感染过丙肝，现在有抵抗力。

53. 丙肝能打疫苗预防吗?

答：很遗憾，目前还没有预防丙肝的疫苗。

至今对 HCV 缺乏免疫预防措施，丙肝治疗最理想的
情况是彻底清除体内的 HCV，但目前医学水平尚不能达

此目的。不过，最大限度地抑制 HCV 复制、延缓和减轻肝损害、尽量阻止进展到肝硬化或肝癌、改善患者的生活质量，这些是可以实现的。目前已经有直接抗 HCV 的药物，大部分 HCV 感染者可治愈。干扰素是目前公认的抗丙肝病毒的有效药物，但药物对胎儿有严重不良影响，治疗期间需要避孕。

54. 感染了丙肝，还能怀孕吗？

答：可以，建议规范治疗后，经专科医生评估后再计划妊娠。

当抗 - HCV 阳性、HCV RNA 阴性或低于检测下限时，发生母婴传播的概率比较低。感染丙肝病毒的孕妈妈，如果抗 - HCV 阳性，将 HCV 传播给宝宝的危险性约为 2%；如果 HCV RNA 为阳性，将 HCV 传播给宝宝的危险性为 4% ~ 7%；如果合并其他感染性疾病如 HIV，传播危险则更高。

另外，育龄期备孕妇女进行抗 - HCV 筛查时，如抗 - HCV 为阳性，则应进一步检测 HCV RNA，如果 HCV RNA 为阳性，应尽快服药治疗。通过服用丙肝抗病毒药物，就可以治愈丙肝。但丙肝治疗一直采用干扰素联合利巴韦林方案，这两种药物均禁用于妊娠期妇女。

记住，一定到专科医院去系统检查和规范抗病毒治

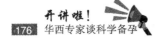

疗，治愈后停药半年以上再备孕哦。

55. 受到丙肝感染的孕妈妈，怀孕后需要抗病毒治疗吗？

答：不建议。

由于缺乏孕期妇女及生殖安全性数据，不推荐受到丙肝感染的孕妈妈孕期内接受直接抗病毒药物治疗。

准妈妈在怀孕后发现感染丙肝，可以考虑继续妊娠，推荐产后并在哺乳期结束后复查 HCV RNA，排除 HCV 自发性清除可能后，建议进行丙肝的抗病毒治疗。

56. 受到丙肝感染的孕妈妈生宝宝时一定要剖宫产吗？

答：不一定。

会不会传染到宝宝，这跟顺产和剖宫产没有关系，阴道分娩相比剖宫产并不会增加宝宝感染丙肝的危险性。因此，不推荐受到丙肝感染的孕妈妈以预防 HCV 母婴传播为目的而选择剖宫产术，应按照医生的评估选择适合自己的分娩方式。

57. 受到丙肝感染的孕妈妈生完宝宝后，还能母乳喂养吗？

答：能。但乳头皲裂、出血时，应暂停直接母乳喂养，乳汁应规范消毒后喂养。

HCV 母婴传播与分娩方式或喂养方式无关，尽管乳汁中可能检测到 HCV RNA，但仅增加 HCV 暴露的机会，通过母乳传播的可能性极小，不增加孩子感染 HCV 的风险，可能与母乳中含有多种生物活性成分有关。

因此，建议乳房无病损的 HCV 感染母亲可继续哺乳。因缺乏免疫预防措施，当妈妈乳头皲裂、出血或新生儿口腔有溃疡或病损时，应暂停直接母乳喂养，乳汁应规范消毒后喂养。

58. 受到丙肝感染的孕妈妈生的宝宝需要立即治疗吗？

答：不需要立即治疗，重点放在宝宝的随访监测，建议先进行丙肝筛查明确诊断。

受到丙肝感染的孕妈妈生的宝宝一定要重视随访监测，需要接受 HCV 筛查（抗 - HCV），宝宝诊断丙肝与成人一样，抗体阳性者需要进一步核酸检测，如果宝宝 HCV RNA 检测结果阳性，确诊 HCV 感染，后续处理与治疗应咨询相关专业领域医生。

　　一般宝宝丙肝疾病进展缓慢，3 岁以下宝宝，目前尚无推荐的抗病毒治疗方案。3 岁以上宝宝及青少年，建议使用抗病毒治疗。

（孙玲玲，蒲杰）

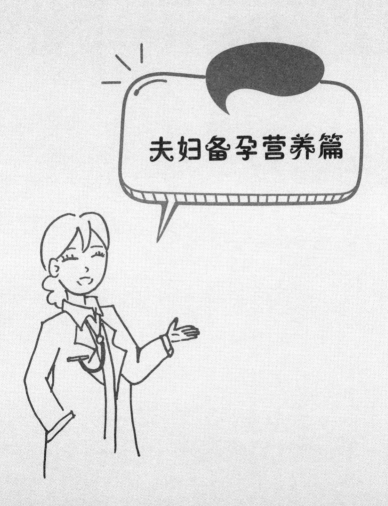

一、谈一谈备孕营养饮食的那些事

1. 备孕期吃饭有讲究吗?

答：有。应遵循平衡膳食原则，合理搭配。

"没有不好的食物，只有不好的搭配"，没有一种天然食物能包含人体所需的全部营养素，这就需要不同种类食物合理搭配，形成平衡膳食，才能为我们提供好的营养。

平衡膳食是指不同种类的食物（如米、面、肉、蛋、奶、蔬菜、水果等）进行合理搭配，从而为我们身体提供需要的各种营养素，满足健康需求。好的营养不仅是某一种食物的营养，重要的是健康的饮食模式（膳食模式）。日常生活中，每一餐搭配可以以谷薯类和蔬菜类为主，搭配适量鱼、肉、蛋、豆类和水果类，同时注意每天饮用适量的奶。

2. 什么叫合理搭配?

答：保证食物种类多样、饮食习惯良好以及吃、动平衡。

（1）食物多样

日常生活中可以通过不同食物种类和颜色搭配来达

到食物多样化，烹调时做到分量小、种类多，建议每天摄入食物种类为 12 种以上，每周至少 25 种以上，且以天然食物为主。

（2）规律饮食

养成良好的饮食习惯，不挑食、不偏食、不节食、不暴食。

（3）吃、动平衡

尽量调整孕前体重至适宜水平，不宜盲目进补或节食。通过科学饮食和运动，最终达到增强体质、改善营养不良、促进优生优育的目的。

3. 备孕吃粗杂粮有什么好处？

答：有助于控制体重、调节肠道功能等。

我们吃的粮食（主食）中除精白米和精白面粉外，其余均属于粗杂粮。相较于精细米面，粗杂粮加工方式简单，保留了糊粉层、胚芽、胚乳、谷皮（见图 3），有整粒、碎粒、压片等形式，吃起来口感较为粗糙。粗杂粮营养素保留比精制谷物更丰富，富含 B 族维生素、维生素 E 和膳食纤维、矿物质，有助于备孕期控制体重、调节胃肠功能等。

粗杂粮分为全谷物、杂豆和薯类三大类，全谷物主要包括未精磨过的小米、糙米、黑米、紫米等；杂豆包括绿豆、红豆、芸豆、豌豆、扁豆、鹰嘴豆等；薯类包括红薯、紫薯、芋头、马铃薯、山药等。我们每天的主食不应该只有白米、白面，还应搭配 1/3～1/2 的粗杂粮或全谷物。

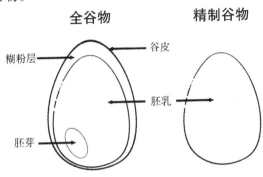

图3　全谷物与精制谷物结构示意图

4. 备孕期蔬菜、水果怎么吃?

答：备孕期应做到餐餐有蔬菜、天天有水果。

蔬菜、水果含有丰富的维生素、矿物质以及膳食纤维和植物化合物，对维持人体肠道正常功能以及降低慢性病的发生风险有重要作用。备孕期吃蔬菜、水果应种类多样，种类每天应具有 4 种以上。

（1）蔬菜怎么吃

备孕期推荐每天新鲜蔬菜摄入量 300～500 g，也就是成年人的 3～5 把蔬菜（见图4），其中深绿色、红橙色蔬菜最好能占 2/3。广义的蔬菜还包括菌藻类，如香菇、木耳、海带、紫菜、裙带菜等。

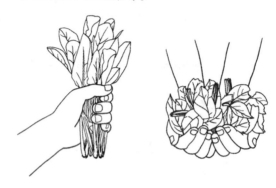

图4　100 g蔬菜示意图

（2）水果怎么吃

水果不要贪多，每天新鲜水果200～350 g就够了，约1～2个网球大小，要注意鲜榨果汁和水果干的能量和糖分含量高，尽量不吃或少吃。

5. 备孕怎样补充蛋白质宝宝才长得好？

答："要"会选会烹"，适量摄入。

鱼、禽、肉、蛋富含优质蛋白质，适量摄入有助于保障营养，是促进宝宝健康发育的重要基石。

健康补充蛋白质的小窍门：

- 平均每天食用120～200 g动物性食物。
- 禽类尽量去皮吃。
- 每周食用2～3次鱼类等水产品。

- 鸡蛋每日 1~2 个。

- 少吃肥肉、烟熏和腌制肉制品。

- 少喝浓肉汤，不吃汤泡饭。

- 烹调方式：多蒸煮，少烤炸。

小贴士

什么是优质蛋白质？

　　蛋白质是我们生命活动的重要物质基础，是构成细胞、组织的重要成分。蛋白质分为优质蛋白和非优质蛋白，优质蛋白质被人体吸收利用程度更高，主要来源于奶、蛋、畜禽肉、水产等动物性食物和大豆及其制品。

6. 备孕喝什么奶更好呢？

　　答：牛奶、羊奶、驼奶等的营养成分区别不大，均可选择。

　　奶类是钙的良好来源，含量丰富且易被人体吸收利用，同时富含优质蛋白质、B 族维生素和维生素 A，包括牛奶、羊奶、驼奶及其制品等。不同品种奶类及其制品营养成分区别不大，可根据自己的喜好来选择种类，血脂异常者建议选择低脂奶、脱脂奶以及无糖/低糖酸奶。建议每天食用 1~2 杯牛奶（300~500 ml）或者相当量的酸奶、奶酪、奶粉等。酸奶、奶酪、奶粉既有不同风味，

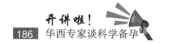

又有不同的蛋白质浓度，可以多品尝，丰富饮食多样性。

7. 市面上的奶类怎么选呢？

答：推荐纯乳类，有针对性地选调制乳。

市售的奶类饮品大致可分为纯奶类、调制乳、含乳饮料。

纯奶配料表通常仅有生牛（羊）乳一项成分，有"纯牛奶"等字样标识。

调制乳是以奶为主要成分（不低于80%），添加了适量营养或风味物质的奶类，与纯奶相比，调制乳对脂肪和蛋白质的产品标准更低，有营养强化需求、乳糖不耐受、无法接受纯奶口感的人群可有针对性地选用，如高钙奶、舒化奶等。

含乳饮料是指以乳或乳制品为原料，加入水及适量辅料经配制或发酵而成的饮料制品，配料表第一位通常为水，且含糖量较高，从营养价值方面来看，不能代替奶类摄入哦，具体情况见图5。

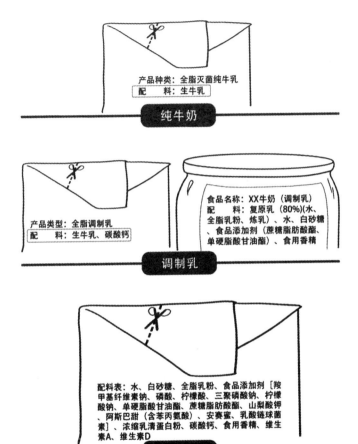

产品种类：全脂灭菌纯牛乳
配　　料：生牛乳

纯牛奶

产品类型：全脂调制乳
配　　料：生牛乳、碳酸钙

食品名称：XX牛奶（调制乳）
配　　料：复原乳（80%)(水、全脂乳粉、炼乳）、水、白砂糖、食品添加剂（蔗糖脂肪酸酯、单硬脂酸甘油酯）、食用香精

调制乳

配料表：水、白砂糖、全脂乳粉、食品添加剂[羧甲基纤维素钠、磷酸、柠檬酸、三聚磷酸钠、柠檬酸钠、单硬脂酸甘油酯、蔗糖脂肪酸酯、山梨酸钾、阿斯巴甜（含苯丙氨酸）、安赛蜜、乳酸链球菌素]、浓缩乳清蛋白粉、碳酸钙、食用香精、维生素A、维生素D

含乳饮料

图5　部分奶类饮品示意图

8. 喝牛奶要拉肚子，怎么办？

答：可以换成不含乳糖的舒化奶或乳糖含量较低的酸奶。

如果饮奶后腹泻或腹胀，那可能是乳糖不耐受。

所谓乳糖不耐受，本质上讲就是肠道乳糖酶缺乏，没有能力把奶类中的乳糖转化为葡萄糖和半乳糖，从而导致乳糖被肠道中的细菌代谢为短链脂肪酸、氢气等，引起腹泻、腹胀等症状。对于乳糖不耐受者，应限制乳糖的摄入，建议选用不含乳糖的舒化奶或乳糖含量较低的酸奶。

9. 炒菜的油选哪种好？

答：优选植物油，不同品种换着吃，少油烹调。

推荐以橄榄油、亚麻籽油、花生油、菜籽油、大豆油、玉米油等液体植物油为主，少用牛油、猪油、黄油等动物油脂。不同食用油的脂肪酸组成差异较大，建议不同品种的油换着吃。

烹调方法多采用蒸、煮、炖、焖、熘、拌等，减少用油量，培养清淡饮食习惯，少吃油煎、油炸食物。

10. 备孕需要忌口吗？

答：需要忌口，尤其忌含酒精、高糖以及腌制食物。

（1）含酒精食物

酒精对卵巢功能会产生不良影响、抑制雌激素水平，影响受孕，备孕前 3 个月开始应戒烟禁酒。

（2）腌制食物

制作过程中会产生亚硝酸盐，过量食用对人体有害。

（3）高糖食物

蔗糖、白砂糖等添加糖过多摄入可引起体重增长过多、过快并影响血糖，《中国居民膳食指南（2022）》建议控制添加糖的摄入量，每天不超过 50 g，最好控制在 25 g 以下。为 5 ~ 6 块方糖的重量。甜点、含糖饮料等尽量少吃，往往一份中杯含糖奶茶（约 500 ml）中的含糖量就超出了一天的限额（图 6）。

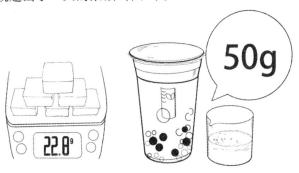

图 6 奶茶含糖量示意图

11. 备孕可以吃零食吗？

答：可以，但要学会选择合适的零食。

优选蔬菜、水果、奶类及奶制品和坚果等，少吃高盐、高糖、高脂肪及烟熏油炸零食。

可选择的零食：

（1）蔬菜：胡萝卜、番茄、黄瓜等。

（2）水果：苹果、梨、香蕉、橘子、火龙果等应季水果。

（3）奶类及奶制品：纯牛奶、无糖酸奶、奶酪等。

（4）坚果：瓜子、花生、核桃、夏威夷果、开心果等。

薯片、辣条、奶油蛋糕等偶尔吃一次是可以的，天天吃就不对了。

12. 备孕可以经常下馆子吗？

答：可以，但需要注意食品安全。

（1）关注食品安全等级，尽量选择食品安全状况良好、卫生信誉度在 B 级及以上的餐饮服务单位。

（2）到卫生等级较低的餐馆就餐时尽量不吃冷盘熟食和凉拌菜。

（3）不要在没有卫生资质的小摊贩购买小菜、熟食、快餐。

（4）不购买超市以外个体贩卖的"自制"酸奶和含奶小吃甜点。

另外，在外就餐时还需要注意选择营养搭配合理、烹饪方式健康的食物，推荐使用公筷和分餐制。

13. 你会看食品包装上的食品标签吗？

答：阅读食品包装上的食品标签要注意"三看"（见图7）。

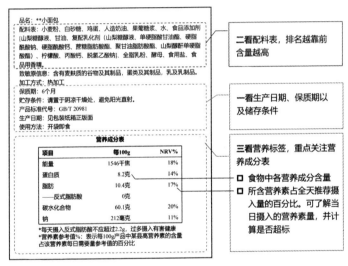

图7　食品标签示例图

（1）一看生产日期、保质期以及储存条件

选择离生产日期近的食物，不购买超过保质期的食物；看清储存条件，看食物是否在标示的储存条件下存放，并按照包装标示的储存条件进行食物保存。

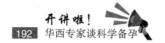

（2）二看配料表

配料表中排名越靠前的成分，在食品中的含量就越高，添加糖（白砂糖、蔗糖、果葡糖浆、麦芽糖等）和添加脂肪（植脂末或奶精、氢化植物油、起酥油、人造黄油、食用油等）排名靠前的食物尽量少选择。

（3）三看营养标签

重点关注其中的营养成分表，包括食品营养成分名称、含量值及 NRV%，其中 NRV% 是指每 150g/100ml/每份食物中营养成分含量占营养素参考值的百分比，用于描述和比较食物能量或营养成分含量的高低。

14. 吃素的人该如何备孕才能让宝宝长得好?

答：合理选择食物，避免营养素缺乏。

（1）尽量选择蛋奶素（指饮食中有奶和蛋类的素食模式），从而保证优质蛋白质的来源。

（2）增加大豆类食物摄入量。大豆及其制品，如豆腐、豆浆等可提供优质蛋白质、不饱和脂肪酸、钙及 B 族维生素等，素食者在备孕期间应每日摄入至少 40 g 大豆或相当量的豆制品（如豆腐 275 g、豆浆 730 g、豆腐干 130 g、素鸡 125 g、豆腐丝 110 g）。因素食者容易出现维生素 B_{12} 缺乏，推荐每日摄入 5 ~ 10 g 发酵豆制品，如腐乳、豆豉、纳豆等。

（3）素食人群容易缺乏的营养素主要有 n - 3 多不饱

和脂肪酸、维生素 B_{12}、维生素 D、钙、铁、锌等。菌菇中含有丰富的维生素和矿物质，藻类富含 n-3 多不饱和脂肪酸，因此备孕期应每天摄入菌菇和藻类。同时，注意选择富含 n-3 多不饱和脂肪酸的食用油，如亚麻籽油、紫苏油、核桃油、菜籽油和豆油，不同种类的植物油变换着吃（见表 7）。

表 7　素食人群易缺乏营养素的主要食物来源

易缺乏营养素	主要食物来源
不饱和脂肪酸	亚麻籽油、紫苏油、核桃油、大豆油、菜籽油、奇亚籽油、部分藻类
维生素 B_{12}	发酵豆制品、菌菇类（必要时服用维生素 B_{12} 补充剂）
维生素 D	强化维生素 D 的食物（如强化维生素 D 的橙汁）
钙	大豆、芝麻、海带、黑木耳、绿色蔬菜、奶及奶制品（蛋奶素人群）
铁	黑木耳、黑芝麻、海带、扁豆、大豆、坚果、苋菜、豌豆苗、菠菜等
锌	全谷物、大豆、坚果、菌菇类

15. 除了正常饮食，备孕需要注意补充哪些营养素？

答：在保证均衡饮食基础上只需要适时额外补充叶酸。

备孕期改善营养的关键是合理安排一日三餐，保证平衡膳食，维持健康体重，同时，在医务人员的指导下

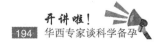

补充充足的叶酸。只要饮食安排合理均衡，一般情况下不需要额外补充其他营养素。对于日常饮食量较少或饮食结构不太合理的备孕女性来说，可选择复合维生素矿物质补充剂进行额外补充，但建议从正规渠道购买我国生产的备孕期营养素补充剂（更符合我国居民体质及营养需求），避免盲目购买国外或者其他大剂量补充剂，导致某些营养素摄入过剩。

（吴晓娜，何苗，李毓萍）

二、谈一谈备孕重要微量营养素的那些事

（一）备孕补叶酸那些事

16. 补充叶酸要从备孕开始吗？

答：是的，推荐从孕前3个月开始补充叶酸。

提前补充叶酸很重要：第一，育龄女性饮食中叶酸摄入量普遍偏低，往往不能达到每日推荐摄入量；第二，叶酸补充的效果不是立竿见影的，要补充1~3个月叶酸后，血液中叶酸浓度才能起到预防胎儿神经管缺陷的作用；第三，胎儿神经管在受孕后21~28天就会完全闭合，但部分妈妈们这个时候还不知道已经怀孕，宝宝已经在悄然生长了，而得知怀孕后再增补叶酸就错过了预防神经管缺陷的最佳时机，致使叶酸补迟了达不到前期预防目的。

所以，通常推荐备孕女性们从孕前3个月开始补充叶酸。同时建议孕12周以后，整个孕中晚期、哺乳期继续每天补充叶酸。

17. 备孕期间如何补充叶酸?

答:不同人群备孕期间增补叶酸的剂量有所不同,见表8。

表8　不同人群备孕期间增补叶酸的剂量

风险分类	人群	剂量
高危	夫妻一方患神经管缺陷或有神经管缺陷生育史	至少孕前3个月开始,每日增补叶酸4 mg(因国内剂型原因,可每日增补叶酸5 mg)
中危	个人和家族患有其他叶酸敏感性先天性异常(除神经管缺陷外)	至少孕前3个月开始,每日增补叶酸4 mg
	患先天性脑积水、先天性心脏病、唇腭裂、肢体缺陷、泌尿系统缺陷,或有上述缺陷家族史,或一、二级直系亲属中有神经管缺陷生育史	至少孕前3个月开始,每日增补叶酸0.8 ~ 1.0 mg
	患糖尿病、肥胖 > 28 kg/m² 、癫痫、胃肠道吸收不良性疾病,或正在服用增加胎儿神经管缺陷发生风险的药物(如卡马西平、丙戊酸、苯妥英钠、扑米酮、苯巴比妥、二甲双胍、甲氨蝶呤、柳氮磺吡啶、甲氧苄啶、氨苯蝶啶、考来烯胺等)	至少孕前3个月开始,每日增补叶酸0.8 ~ 1.0 mg
低危	无高危因素的女性	至少孕前2~3个月开始,每日增补叶酸0.4 mg或0.8 mg
/	患高同型半胱氨酸血症的女性	血液同型半胱氨酸水平降至正常水平再备孕,每日增补叶酸5 mg

（1）无高危因素的女性

建议至少孕前 2 至 3 个月开始，每日增补叶酸 0.4 mg 或 0.8 mg。

（2）有高危因素的女性

需要根据具体情况进行个性化叶酸补充，具体详见表 7。

整体而言，围孕期补充叶酸 0.8 ~ 1.0 mg 是安全有效的，而对于高风险人群，高剂量的叶酸补充至关重要。此外，在服用叶酸补充剂的基础上，备孕女性应多食用富含叶酸的食物；同时，养成健康的生活方式，保持合理的体重，综合干预，降低胎儿神经管缺陷的发生风险。

18. 听说现在叶酸代谢基因检测很火，有位点变异时又该怎么补叶酸呢？

答：是否进行叶酸代谢基因检测以及检测后的咨询处理等都要寻求专科医生的评估。

首先，准妈妈们要正确看待叶酸代谢基因（MTHFR 基因）检测，根据专科医生建议决定是否进行检测哦~

其次，叶酸代谢相关基因检测以 MTHFR C677 位点变异为主（常见的是 MTHFR C677 TT 型），即使检测结果提示有位点突变，也要在医生指导下，根据围孕期女性个体差异、膳食营养和运动等情况进行评估后，在恰

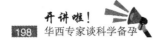
当的时间补充适宜剂量的叶酸。

目前通常建议 MTHFR C677 TT 型的女性可酌情增加叶酸补充剂量或延长孕前补充时间，一般认为 MTHFR C677 TT 型且无高危因素的女性，可以至少孕前 3 个月开始增补叶酸 0.8 mg/d，但也别超过 1 mg/d 哦。

19. 哪些食物中含有丰富的叶酸？

答：从食物中获取天然膳食叶酸既安全又经济，备孕及孕期都推荐多摄入富含叶酸的食物，包括动物肝脏、蛋类、豆类、绿叶蔬菜、水果、坚果等。

（1）蔬菜

菠菜、蒜苗、韭菜、香菜、小白菜、油菜、红苋菜、芥菜、茼蒿、黄花菜、紫菜、豇豆等，叶类绿色蔬菜被认为是叶酸的良好来源。

（2）水果

橘子、香蕉、菠萝、草莓、猕猴桃等。

（3）坚果

核桃、杏仁、花生米、莲子等，但坚果含能量较高，要适量选择，25～35 g 即可。

（4）谷物

红米、胚芽米、燕麦片、青稞米、荞麦米、藜麦等。谷物消化较慢，升糖指数较低，能提供缓慢、稳定的能量流。

（5）豆类及制品

黄豆、豌豆、黑豆、绿豆、赤小豆、芸豆、豆腐皮、豆浆、腐竹等。

（6）动物性食品

鸡肝、猪肝、羊肝、鸡蛋、鸭蛋、虾仁等。

20. 经常食用富含叶酸的蔬果，还要吃叶酸补充剂吗？

答：需要，"双管齐下"效果更佳。

富含叶酸的食物要多吃，但不能代替叶酸补充剂。食物中的叶酸不稳定且生物利用率较低，多数在烹调加工或遇热时就悄悄"溜走"了，无法准确判断是否通过食补获得了足够叶酸，而叶酸补充剂中成分相对稳定，能更好地被机体利用哦！

根据膳食叶酸补充剂的生物利用率不同，通过将叶酸摄入量以膳食叶酸当量（DFE）表示，即 DFE（μg）＝膳食叶酸（μg）＋1.7×叶酸补充剂（μg）。按孕期叶酸推荐摄入量 600 μg DFE/d 来看，再补充 400 μg 剂量的叶酸补充剂既满足所需，也不会超过可耐受最高摄入量。

21. 市面上叶酸的牌子那么多，越贵效果越好吗？

答：不是越贵效果越好，选"对"不选"贵"。

（1）一看品牌

事实上叶酸的有效性与价格没有必然的关系，合成叶酸的成分大多相同且价格低廉，首选有国药准字批准文号的产品，且从正规途径购入，确保安全性才是最重要的。

（2）二看剂型

市面上叶酸剂型大多为 0.4 mg 和5 mg，对于一般备孕人群，0.4 mg 剂型就能满足所需，并非越多越好。

22. 有吃复合维生素的习惯，还需要单独补叶酸吗？

答：酌情补充，要根据复合维生素中叶酸含量决定。

一查二算，适补叶酸。先看平时服用的复合维生素成分表中是否有叶酸，剂量是多少，根据叶酸每日推荐摄入量600 膳食叶酸当量，确保充分补充每日所需的叶酸。如果复合维生素中叶酸含量充足，就不用再单独补叶酸，避免叶酸补充过量的情况。虽然叶酸在孕育宝宝的过程中发挥重要作用，但过量也会带来一些不良影响，所以对于健康的备孕女性，不要长期每天摄入超过1.0 mg叶酸。

（蒲杰，胡婷，牛雅萱）

（二）备孕补钙那些事

23. 备孕如何补钙？

答：备孕期钙的补充可以通过饮食和钙补充剂两方面进行。

优先通过选择富含钙的食物来增加钙摄入，如果平时奶类吃得少，可以咨询专业的营养师，看看是否存在钙摄入不足的问题，调整饮食结构，并且合理进行钙制剂补充。

24. 食物中的含钙"大户"都有谁？

答：食物中的钙主要来自于奶及奶制品、豆制品、深绿色蔬菜、虾皮、海米、带骨鱼干等。

（1）奶及奶制品

如牛奶、羊奶、酸奶以及奶酪、炼乳等。奶类食物同时还含有促进钙吸收的维生素 D 和乳糖，是食物中钙的优质来源。

（2）豆制品

如豆腐、豆干等。咀嚼感越强，通常意味着钙含量越高。豆制品中还含有提升钙生物利用率的镁和维生素 K。

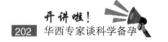

（3）深绿色蔬菜

如紫苏、萝卜缨、芥菜、苦苣、油菜、苋菜、红薯叶、豌豆尖等。绿叶蔬菜中还含有提升钙生物利用率的钾、镁和维生素 K。

（4）虾皮、海米、带骨鱼干等

鱼骨和虾壳中钙含量高，但消化吸收利用率不高，每天吃的量也不会多，可以打成粉或切碎食用，提高消化率，作为钙的补充性来源。

25. 多喝骨头汤补钙吗？

答：骨头汤不补钙。

骨头中虽然含有较多的钙，但炖成汤后骨头中的钙并不能很好地溶进汤里，因此骨头汤中钙含量并不高，且其营养价值也不高，与其喝汤补钙，远不如通过多吃奶类、深色蔬菜等富含钙的食物进行补充更有效。

26. 每天都喝奶，还需要额外补钙吗？

答：那要看喝的奶量够不够。

成人每日钙的推荐摄入量是 800 mg，如果没有奶类，我国成年居民每日膳食中钙摄入量平均为 400 mg 左右，所以适宜的补钙量在 400 mg 左右，可以由 300～500 ml 牛奶提供。如果每日奶类摄入不能达到这个量，也需要适量补充钙剂。

27. 补钙的最佳搭档是谁？

答：维生素 D 是补钙的最佳搭档。

维生素 D 能够促进钙被人体吸收。少了维生素 D，就算是大把大把地吃钙片，也有可能缺钙。血液中维生素 D 的水平在 30～70 ng/ml 视为充足。想要补充维生素 D 可以：

（1）适当的日光照射，促进皮肤合成维生素 D。

（2）食用富含维生素 D 的食物，如三文鱼、沙丁鱼等海鱼，动物肝脏、蛋黄等。

（3）维生素 D 补充剂：维生素 D 缺乏严重者，可在医生指导下选择补充剂进行合理补充。

28. 补钙的最佳时间是几点？

答：补钙的最佳时间是餐后及晚上睡前。

酸性环境有利于钙的吸收，而进餐可以刺激胃酸的分泌，饭后不久是胃酸分泌最充足的时候，吃完饭马上吃钙剂即可。一天当中，夜间人体血钙浓度最低，钙的吸收率最高，因此也可以选择睡前补钙。

为了保证钙的吸收效率，最好把服用钙剂和喝牛奶、酸奶的时间分开，因为奶类中钙含量已经很丰富了，单

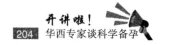

次补充大量的钙，其吸收效率就会降低。

29. 面对五花八门的钙补充剂，该怎么选？

答：既要关注钙的含量，也要选择适合自己的剂型。

（1）关注钙元素的含量

无论是哪种钙剂，都不是纯的钙元素，而是某种钙盐，如碳酸钙、醋酸钙或柠檬酸钙等，这时就要注意一粒钙补充剂中钙元素的含量，而不是钙化合物的总量，这两者可不是一回事儿，直接关系到要吃几粒才能达到补钙效果。

（2）选择适合自己的钙

无机钙：如碳酸钙、氯化钙等，一般是钙片形式，颗粒较大，钙含量高，价格也相对便宜，但溶解度较低，吸收依赖胃酸，对胃肠道有一定的刺激，对于容易便秘或本身胃肠功能欠佳者不易耐受。

有机钙：如醋酸钙、葡萄糖酸钙、柠檬酸钙等，有胶囊、颗粒、液体等多种形式，钙含量相对较低，但溶解、吸收率均较高，对消化系统影响相对小，适合大多数人。

氨基酸螯合钙或多肽螯合钙：螯合是一种生产技术，通过这种工艺使钙离子和氨基酸或多肽分子形成复合物，可以提高钙的吸收和利用，也适合大多数人。

备孕期可结合自身情况进行选择。

30. 补了钙剂就不需要喝奶了吗?

答:不是。优选喝奶,钙剂作为补充。

补钙首选是奶制品,不仅钙含量高（100 ml 牛奶约含 100 mg 钙）,吸收率也高于钙剂,而且奶制品的好处不仅仅是补钙这一项,还含有优质蛋白质、丰富的脂溶性和水溶性维生素、矿物质等。如果没有饮奶禁忌,优先选择奶制品补钙,在此基础上如果还是存在钙摄入不足的情况,再进行适量的钙剂补充。对于确实不愿意或者不能饮奶者,可在医生或营养师指导下选择钙剂补充。

（吴晓娜,王柯）

（三）备孕补铁那些事

31. 备孕如何补铁?

答:补铁可以从饮食以及铁补充剂两方面进行。

如果是预防缺铁或者只是程度较轻的缺铁性贫血,可以优先选择富含铁的食物补充。动物血、肝脏、红肉等食物中铁含量丰富,并且吸收率较高,适量摄入可满足机体对铁的需要。其中"红肉"是指哺乳动物的肌肉,比如牛肉、羊肉、猪肉、兔肉等肉类。在进食含铁丰富的食物时,同时摄入富含维生素 C 的蔬菜和水果,有助

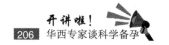

于提高膳食铁的吸收和利用。

如果铁缺乏程度较为严重，则可在医生或营养师指导下选用铁补充剂进行补充。

32. 肉吃得越多越好吗？

答：不是，要适量，要优质。

推荐备孕期及孕早期女性每日摄入鱼、禽、蛋、肉（含动物内脏）类食物 130～180 g，其中每日摄入瘦肉 50～100 g，每周摄入 1～2 次动物血 150～200 g 或者肝脏 50 g 较为合适。

要注意的是，我们这里提到的肉是纯瘦肉，不包括皮、肥肉、骨头等的重量。考虑到部分肉类质地紧密，不容易咀嚼，对于消化能力欠佳者可将红肉剁碎、打制成泥或是炖得软烂，这样吃起来好消化。将肉类分到全天两三餐中吃，而不是一餐全部吃掉，可以减轻消化系统负担，并提高铁的吸收率。

33. 红糖、红枣真的能补铁吗？

答：能，但红糖、红枣不是补铁的优选食物。

红糖、红枣中的铁是非血红素铁，吸收率较低，且含量有限，我们平时的摄入量也不多，并不是补铁的最优选择，食物含铁量见表9。

表9　食物铁含量举例*

食物种类	铁含量（ mg/100 g 可食部）
红糖	2.2
红枣（干）	2.3
菠菜	2.9
猪肝	23.2
猪血	8.7

*数据来源：《中国食物成分表（第6版）》

小贴士

什么是血红素铁和非血红素铁？

　　食物中的铁分为"血红素铁"和"非血红素铁"两类。所谓血红素铁，就是动物体内血红蛋白或肌红蛋白所含的成分，它在人体内的吸收利用率特别高，而且吸收利用率稳定，基本上不会受到其他食物中干扰因素的影响。植物性食物中的铁，以及蛋类中的铁，都是非血红素铁，吸收利用率明显低于血红素铁，而且容易受到各种抗营养因素的干扰。

34. 铁剂和牛奶同食会影响补铁效果吗？

　　答：会。

　　因为牛奶中富含钙，如果与铁同时吃，就会降低铁的吸收率。不过这个问题并不难处理，避免将补铁的药物和牛奶、钙剂同时服用即可。比如上午喝牛奶，午餐

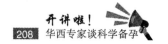

吃钙剂，晚餐后再吃铁剂，将进食的时间错开就可以了。

35. 服用补铁药物必须饭前空腹吗？

答：不一定。不同剂型铁剂有不同服用要求，最好在服用前仔细阅读药品说明书。

如果药品说明书上没有服用时间提示，建议餐后服用。因为餐后胃酸分泌最多，最有利于铁的吸收，而且餐后服用能够减少铁剂对胃肠道的刺激，减少恶心、呕吐、腹泻、便秘等不良反应。除此之外，铁剂和食物混合后，能够被人体更加匀速缓慢地吸收，而不是大量铁剂同时到达小肠，吸收能力跟不上，导致吸收率下降。这类铁剂包括多糖铁复合物、硫酸亚铁、富马酸亚铁、琥珀酸亚铁、葡萄糖酸亚铁等。此外，蛋白琥珀酸铁要求餐前服用。

36. 贫血还能喝咖啡和茶吗？

答：不推荐喝。

咖啡、茶、巧克力等都含有大量单宁类物质，这类物质不利于铁的吸收，如果正在补铁，最好少吃这些食物。除此之外，含磷较多的可乐，富含酚类的抗氧化剂葡萄籽胶囊、茶多酚补充剂等，都不利于铁的吸收。

（吴晓娜，王柯）

（四）备孕补碘那些事

37. 备孕需要吃碘盐吗？

答：如无特殊情况，是需要吃碘盐的。

碘是合成甲状腺激素的主要原料，这种激素在胎儿早期发育，尤其是大脑神经系统的发育中起着重要作用。怀孕期间，碘的需求量会大大高于孕前，但多数女性孕早期会出现食欲缺乏、恶心呕吐等早孕反应，导致膳食碘摄入量大幅度下降，机体碘储备容易耗竭，因此推荐在备孕期就要注意保障碘营养和碘储备。

我国大部分内陆地区水土中碘元素含量很低，碘盐可有效避免碘缺乏的情况。若备孕期不吃碘盐很容易引起孕期碘缺乏，影响胎儿神经系统等的发育，导致胎儿发育不良、智力低下，这是相当危险的。

38. 除了吃碘盐外，还需要吃含碘丰富的食物吗？

答：需要。

目前我国碘盐中碘的添加量为 25 mg/kg，碘的烹饪损失率为 20%，按照《中国居民膳食指南》的推荐量，每天摄入 5 g 碘盐，可以得到约 100 μg 碘，比成年未孕女性碘的参考摄入量 120 μg 略少一点，同时考虑到孕期碘需要的增加和早孕反应的影响，建议备孕期除了食用碘盐外，每周还应吃 1~2 次富含碘的食物。

39. 哪些食物含碘丰富？

答：一些海产品以及动物性食物通常碘含量较高（见表10）。

一般来说，海产品中的碘含量高于内陆食物；同一水土条件下，动物性食物碘含量高于植物性食物碘，海带、紫菜、鱼虾及贝类等食物中碘含量较高。

表10 常见食物中碘含量（μg/100 g 可食部）*

食物	碘含量	食物	碘含量
紫菜（干）	2 729 ~ 171 465	牡蛎	65.4
海带（干）	36 240	花蛤	62.2
海带结（干）	13 500	鹌鹑蛋	233
海草	15 982	猪肉（瘦）	1.7
象拔蚌	2 930	牛肉（瘦）	10.4
虾米（干）	983	鸡肉	12.4
虾皮	489	草鱼	6.4
贻贝（淡菜）	346	黄豆芽	10.6

* 数据来源：《中国食物成分表（第6版）》。

40. 含碘丰富的食物每天吃多少合适?

答:保障每周适量摄入含碘丰富的食物即可。

(1)对于正常成年人来讲,备孕期间并不是每天都必须摄入含碘丰富的食物,也不是多多益善,只要保障每周摄入 1~2 次适量含碘丰富的食物即可,如:

海带炖豆腐:鲜海带 100 g(含碘 114 μg)、豆腐 200 g(含碘 15.4 μg)。

紫菜蛋花汤:紫菜 5 g(212 μg)、鸡蛋 25 g(含碘 6.8 μg)。

贻贝(淡菜)炒洋葱:贻贝 50 g(含碘 173 μg)、洋葱 100 g(含碘 1.2 μg)。

每日碘盐摄入的 100 μg 碘再加上这些菜肴,碘摄入量为 230~350 μg,既能满足备孕期碘的需要,也在安全范围内。

(2)对于甲亢或甲减患者,建议至专科门诊进行咨询,获得有针对性的饮食建议。

(吴晓娜,李毓萍)

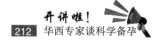

三、谈一谈备孕体重管理的那些事

41. 备孕需要肥胖者减肥或消瘦者增重吗?

答:需要,超重/肥胖或消瘦都会降低受孕概率,增加妈妈生育风险和宝宝的危险。

夫妻双方保持健康的体重和良好的营养状况,有利于维持机体正常的生理功能,才能提供最佳状态的精子和卵子,提供最理想的胚胎孕育条件。备孕期消瘦、超重或肥胖都会引起雌激素分泌异常、月经失调、排卵障碍、子宫内膜发育不良、卵泡成熟障碍、受精卵着床困难等问题,也就是影响精子和卵子的发育、成熟,从而降低受孕的概率,尤其要避免短期内体重急剧下降或上升。

有研究表明,孕前体重影响妊娠结局,不管是消瘦还是肥胖,宝宝发生畸形、死亡和妈妈发生妊娠并发症的概率比正常体重的妈妈生育的风险大。

42. 胖/瘦怎样评价更准确?

答:可以用体重指数(BMI)、腰围、腰臀比、体脂率评价。

（1）体重指数（BMI）是最常用的评价指标

BMI 是最常用的判断健康体重的指标，计算方法为：体重（kg）／［身高（m）］^{2}，测量简便，容易获得。按照我国 BMI 的分级标准，BMI $<$ 18.5 kg/m^2 为消瘦，18.5 kg/m^2 $\leqslant$ BMI $<$ 24.0 kg/m^2 为正常，24.0 kg/m^2 $\leqslant$ BMI $<$ 28.0 kg/m^2 为超重，BMI $\geqslant$ 28.0 kg/m^2 为肥胖。但BMI 只能反映机体的总重量（包括骨骼、肌肉、脂肪、体液等），不能反映机体脂肪分布情况和脂肪占总重量的比例，因此单纯使用 BMI 判断超重和肥胖会漏掉部分BMI 正常但体脂率较高的"隐性肥胖"。

（2）采用腰围、腰臀比进行评价

腰围（是肚脐上方 2 cm 左右一周的围度）和臀围（臀部最宽处）可以直接量取，然后计算出腰臀比值。成年女性腰围 $\geqslant$ 85 cm，或腰臀比 $\geqslant$ 0.8 即为中心性肥胖。腰围、腰臀比越大，则内脏脂肪越多，出现代谢紊乱、糖尿病和心血管疾病的风险就越大。

（3）采用体脂率评价体脂含量

体脂率要用体脂成分分析仪进行测定。成年女性体脂率应高于 12%，才能满足身体基本需要，健康体脂率范围为 25% ~ 30%。

小贴士

正确称量体重的方法

称量体重要注意三固定：

固定时间：最好在清晨、空腹、排空大小便、饭前。

固定衣着：穿单薄衣裤，脱去帽子和鞋子。

固定体重秤：使用同一台体重秤，精确到 0.1 kg，这样才能准确地比较体重的变化情况。

43. 瘦弱会妨碍怀孕吗？

答：会。

瘦弱是指体重过低（BMI < 18.5 kg/m^2），且同时存在肌肉量过少、对感染性疾病的抵抗力较低、体能较差、力量不足等的身体状态。大多数瘦弱者还存在营养不良、消化吸收能力差、贫血、低血压等不良机体状况。在一定体重范围内，雌激素与脂肪含量成正比，瘦弱的女性身体脂肪含量较少，雌激素水平较低，不能维持正常的排卵和月经周期，从而影响受孕。因此，还是不要"弱不禁风"去备孕哦！

44. 肥胖会妨碍怀孕吗？

答：会。

成年女性 BMI≥28.0 kg/m²，或腰围≥85 cm，或腰臀比≥0.8 便是肥胖。肥胖女性体内脂肪过度堆积，容易引起内分泌失调，还易发生多囊卵巢综合征及子宫内膜病变，导致月经周期紊乱、卵泡发育异常、排卵障碍、受精卵着床困难，受孕概率降低。肥胖对受孕的影响在 35 岁以下的女性中尤为突出。此外，肥胖女性采用生殖辅助手段的成功率也比体重正常者低。

45. 瘦弱的女性怎样健康地增加体重?

答：通过增加进食量、规律运动来健康地增加体重。

瘦弱女性若无疾病原因，可以采用以下两个方面的措施来健康地增加体重。

（1）增加进食量

多吃鱼、禽、肉、蛋、奶类，在保证优质蛋白质的前提下，适当增加主食，比如每顿多吃几口饭、几口馒头、一片面包等。每天加餐 1~2 次，比如一个苹果、一盒牛奶/酸奶、一小把坚果、两片饼干等。消化吸收能力差的瘦弱女性应选择细软、易消化的食物，少量多餐，保证足够的肉类和主食摄入。

（2）规律运动

瘦弱的女性应以增加肌肉量为主要运动目标，进行适当的有氧运动（慢跑、游泳、骑行、健身操等）和抗阻运动（卷腹、臀桥、深蹲、高抬腿、拉弹力带等），改

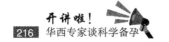
善心肺功能，增强免疫力。

46. 肥胖的女性怎样减脂？

答：可以从调整饮食、增加运动两个方面减脂。

（1）适当控制食量

在满足自身营养需要的前提下，适当减少进食量，减慢进食速度。

（2）远离精白米、精白面粉。比如白米饭、白面馒头、白面包、米线、米粉、粉条等。

（3）多吃新鲜蔬菜。尤其是深绿色、红色、紫色等深色蔬菜。适量吃水果，不要贪多。

（4）远离各种加工小零食，远离所有甜点、甜饮料。比如糖果、奶茶、可乐、糕点、果脯、加工肉制品等。

（5）烹调方法多选凉拌、蒸煮、无油烤制，减少油煎、油炸。

（6）增加运动量

建议每天进行累计60~90分钟中高强度有氧运动，比如快走、慢跑、游泳、健身操等；隔天进行抗阻运动。餐后不要立刻坐下来，走走路、做点家务，都有助于预防肥肉上身。

47. 健康体重的女性备孕期间如何运动呢?

答:可以适当做中等强度运动和抗阻运动。

规律运动能提高身体素质,有利于提高生育能力。建议每周进行 5~7 天中等强度运动,每天 30 分钟以上,可以一次性完成,也可以分 2~3 次完成。运动方式有快走、慢跑、游泳、瑜伽、打球、跳舞、健身操、骑自行车等。每周进行 2~3 天抗阻运动,10~20 分钟即可,隔天锻炼,如卷腹、臀桥、俯卧撑、波比跳、举哑铃、平板支撑等。由于每个人的体能不同,可以根据自己的身体状况和运动习惯选择熟悉的运动类型,循序渐进,量力而行。

(吴晓娜,肖冠坤)

四、谈一谈备孕男性营养与运动的那些事

48. 男性备孕也需要平衡膳食、合理营养吗?

答:当然需要。

孕育小宝宝可不是妈妈一个人的事情,准爸爸的健康状况决定着精子的数量和质量,与男性不育问题密切相关。

饮食方面不必"大补特补",注意摄入优质蛋白质,充足的蛋白质可以提升精子的数量和质量,瘦肉、动物肝脏、乳类、蛋类、豆类中都含有优质蛋白质,但动物性食物每日摄入应控制在 200 g 以内,优先选择鱼、禽类;还要注意营养均衡,保证矿物质和微量元素摄入充足。

49. 男性备孕也需要补叶酸吗?

答:可以补充。

从健康角度来说,叶酸在机体代谢中承担着重要职责,叶酸缺乏可能导致贫血、癌症、心血管疾病等,而叶酸又无法"自产自销",所以准爸爸也应该适量补充叶

酸，保持良好的健康状态。

从孕育角度来说，叶酸与男性不育问题密切相关。所以，男方在备孕期间可以补充叶酸直至女方确认妊娠结果为止，对于健康、无高危因素的男性，推荐每日补充叶酸 400 μg。

50. 精子的质量与饮食相关吗？

答：答案是肯定的。食物中的一些营养素有利于提高精子质量。

有研究表明，锌、镁、硒、锰等营养素与精液的质量及密度也呈正相关关系，比如男性缺乏硒导致精子活力下降，易患弱精症，而缺乏锰会影响精子生成，精子量减少。锌、镁缺乏会使精子数量减少或畸形精子数量增加，导致性功能和生殖功能下降。

所以保证精子质量要做到平衡膳食，不挑食、不偏食，才能均衡摄入各类营养素，在食谱中可纳入豆类、花生、小米、萝卜、大白菜等含锌丰富的食物，大豆、烤马铃薯、核桃仁、燕麦粥、通心粉、叶菜和海产品等含镁丰富的食物，鱼油、动物肝脏以及奶制品含丰富的维生素 A 和维生素 E，有延缓衰老、减慢性功能衰退的作用。

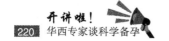
51. 男性肥胖会影响备孕吗?

答:会。

男性在备孕期间应将体重控制在 BMI $18.5 \sim 23.9\,kg/m^2$,腰围控制在 90 cm 内,预防"啤酒肚"。值得一提的是,"可乐杀精"的说法虽没有科学依据,但经常摄入高糖分饮料这种不良饮食习惯是不利于控制体重的,研究表明,BMI 超标会降低精子数量、睾酮水平、精子存活率及精子运动能力,是男性生育能力下降的影响因素之一,体重过轻同样会引起激素紊乱及精子的产生哦。

52. 男性备孕要运动吗?

答:当然要。

(1)有氧运动天天有,抗阻运动不可少

有氧运动又叫耐力运动,如慢跑、游泳等,是一种身体大肌肉群参与的持续性运动,这类运动可有效增强心肺耐力;抗阻运动又叫力量运动,利用自身重量、哑铃、弹力带、健身器械等进行的抗阻力运动,这类运动可增加肌肉力量和质量,但要避免负荷过重,隔天进行。

(2)每周应至少进行 5 天中等强度运动,累计 150 分钟以上。

常见中等强度运动有快走、篮球、乒乓球、俯卧撑、自行车等，从主观上即略感吃力，呼吸较急促，有出汗。

（3）尽量减少久坐时间，每小时都起来活动下身体。

（蒲杰）